古稀記念

「現場からの治療論」という物語

神田橋　條治 著

岩崎学術出版社

まえがき

真偽は定かでありませんが、血清総コレステロールの正常値上限が、二二〇mg／dlから二四〇mg／dlに改定されたとたん、抗コレステロール製剤を主力商品としている製薬会社の株値が下がったという噂をききました。この噂を信じたくなるほど、今日の医療は酷い状況になっています。

昔、「病を治すのではなく、病人を治す」と教えられた時代がありました。いまは病どころか、症状を消す医療、さらには検査値を治療したり、水銀柱の高さを正常化したりする医療が、はびこるようになりました。

確かさを希求するあまり、主観を排除し、客観性と数値と統計を重視した結果、「医学栄えて、医療亡ぶ」流れが加速しています。それは「知識栄えて、知恵亡ぶ」、「権威栄えて、職人亡ぶ」という社会全体の流れの一部であるのかもしれません。

無機質化された医療からの客離れが起こっています。処方された薬を、きちんと服用する患者は少なくなりました。代替医療の興隆も正規医療からの客離れ現象の一端です。

典型的には、医療者自身が客（患者）になったときの動きにあらわれます。彼（彼女）の中で、現代医療への不信と不安が噴出し、うろたえます。客観化された「正しい」医療に、身をゆだねることができません。内幕を知る者として、当然の反応なのです。患者となった者が身をゆだねることができるのは、すぐれた職人芸と人情とをもつ、個人としての医療者の主観的判断、つまり勘と、心身状況への患者自らの主観的な感覚なのです。

いまいちど治療者の内側に、人情と主観とを大切にする職人を育成したいものです。客の主観を無視せず、客も参加できる医療を復活したいものです。

知識偏重でない、人情味豊かな子を育てるための幾つかの方策のひとつに、童話の読み聞かせがあります。童話に盛られているのは、知識ではありません。人情と知恵の世界です。だから新しくもなく、古くもならないのです。

若い治療者へ向けて、知識など一かけらも含まない童話を書いてみることにしました。これは治療一筋の人生を生きたおじいさんの頭に、浮かんだり消えたりした空想群で編んだ童話です。聞き手の皆さんの内側に眠っている、何かに呼びかけようとする物語です。

古稀を迎えて

神田橋　條治

古稀記念

「現場からの治療論」という物語

もくじ

第一章　いのちの物語

医療の対象はヒトのいのちです。医療を根本から考える手はじめに、対象となるいのちについて空想をめぐらしてみることにします。

いのちの性質

太古の海の中で「いのち」という構造物が発生しました。それは、ふたつの意志の誕生でした。存続の志向と自在性への志向、言い換えると保守の志向と革新の志向です。

何億年もの、いのちの歴史は、ふたつの志向のどちらかが主役となり、他方が補佐役となってのドラマでした。前者が主となったのは繁殖であり、後者が主となったのは進化でした。補佐役がうまく働かなかったとき、そのいのちは消えていきました。ちなみに後年「愛」と呼ばれるものは保守の志向の発展形であり「攻撃性」と呼ばれるものは革新の志向の発展形です。ですから「愛」と「攻撃性」とは、いのちの誕生の時点にその起源をもっているのです。

いのちは環界に適応して、生きのびねばなりませんが、それは自然淘汰というような受身の現象ではなく、いのちに内在するふたつの志向のドラマです。ふたつの志向が互いに補い合い、制御し合いながら、いのちは生きやすい環界を探し求め、自らの構造を改変し、さらには環界を変えながら、地球上に広がってゆきました。

生きやすい環界を求め続けるいのちにとって、ある特殊な環界状況が誘いとなることがあります。いのちは、その誘いの方向に添って、機能しようとします。生きやすいとは、調和した関係のことだからです。この機能の変化を適応といいます。環界への適応です。しかし機能を変えることは、いのちの内部にひずみを生じます。いのちの構造がこの歪みと調和しうるなら、いのちの伸びやかさは維持されます。これは内側への適応です。この内側への適応の成功・不成功の差を生み出す過程で、わずかな構造の差が関与します。ここに構造変革すなわち進化への誘いが生じます。進化圧と呼ばれるものです。

自在性への志向の画期的発展は、神経系の発達という構造変革でした。この流れは中枢神経系へと進化を進め、その先端にヒトという種が生じました。ヒト種は自在性への志向に偏った進化の奇形です。自在性を希求する進化の流れは、しばしば保守の志向からの制御をはねのけて暴走し、極限まで突き進み、種の消滅で終結します。恐竜やサーベルタイガーは、そのようにして滅びました。それは環界からのいのちへの制御です。このことから、いのちのふたつの志向のうち、進化の志向がよりいのち特有のものであり、保守の志向は、いのちが環界から取り込んだものであることが分かります。つまり保守がより環界寄りの意志なのです。

環界からの制御の本質は、誘いです。いのちに改変の方向を示す誘いです。そして機能を改変しようとしたとき、内側への適応が不可能であると、いのちの構造が崩壊します。不可能となるのは、内側への適応が進化の志向と真っ向から衝突したときです。進化の志向が、破滅を主導するのです。自在性のもつわがまま性です。自然淘汰と呼ばれている現象の本質はこれです。

ここでかろうじて保守の志向が機能できると、進化の歴史を逆行するという構造変化をとることができます。これは退行と呼ばれますが、完全な歴史の逆行ではなく、新しい変化もつけ加わっているので、進化の変種と見なすのが正しいでしょう。自然淘汰と構造改革のドラマの中で、退行と前進とをくり返しながら生きやすさを求めてゆくのが、進化の内実です。恐竜の末裔として現存する鳥類や爬虫類はその例証です。

中枢神経系が発達したので、ヒト種は環界を改変する能力を大幅に伸ばし、環界からの制御がききにくくなり、自在性を求めての進化は暴走し始めました。

第一段の飛躍は、鳴き声がことば（音声言語）へと発達したことでした。コミュニケーションの自在性が増えました。しかし音声言語は、肉体と密着していましたし、時間・空間（いま・ここ性）に束縛されていました。言い換えると、そうした束縛を介して、いのちの保守性・存続の志向は自在性の志向を制御できていました。そこで、あくなき進化を求める自在性への志向は、イメージ能力を生み出すことで、次の飛翔を準備したのでした。

第二段の飛躍、文字言語の登場です。それによって、肉体のいま・ここ性からの離脱を企んだのです。

この流れをさらにくわしく物語ってみることにします。

からだの世界

概念言語を身につけるまでの動物のからだの進化過程は、受精卵から出生までの成長過程に見事に映し出されています。「個体発生は系統発生をくり返す」というテーゼと、それを裏打ちする豊富な事実とに支えられて、進化論は磐石のものとなっています。

こころを生み出した本家たる、からだは、こころほどにやみくもに自在性を追求することはありません。こころが自在性を求めて進化してゆくのに比して、からだは保守性、存続を志向します。しかし、その保守性という志向の内側でも、補佐役としての進化があります。より自在な保守性を育てようとする、いのちの志向は、からだの中に巧妙な組織やメカニズムを開発してゆきました。それもまた進化です。

一般に進化は、複雑な機能分化へと進みます。それは自在性を求めての多様化なのですが、多様となり、複雑になった構造は、ふたつの弱点を生みます。

ひとつは種全体の硬直化です。ホメオスタシス（生体恒常性）が備えている変化対処能、の範囲を超えてしまう状況変化、へ対応できなくなる弱点です。進化の遅れた単純な構造のいのちは、状況の変化に応じて構造を変革することがしやすいのです。医療現場での耐性菌の出現はその好例です。退行して前進するという進化の過程を使いやすいのです。単純な構造のいのちは、群の一部が変革によって生き残り、再び繁殖することで、群全体が存続しえますが、進化し、複雑化し、硬直化したいのちでは、ラディカルな変革は構造崩壊になりますので、群全体が一挙に消滅しがちです。

いのちの保守性の内側での補佐役としての進化が生み出すもうひとつの弱点は、進化そのものの性質にあります。進化は暴走する性質を備えており、それを制御する機能の発達は後手後手にまわります。ですから、からだの進化の流れの中で、最近になって（といっても、ヒトの場合で万年単位でしょうが）進化した機能ほど、暴走しやすいことになります。

環境変化によって引き起こされていると見える、いわゆる自己免疫疾患や生活習慣病などは、進化の尖端部分に位置する機能（高機能化した免疫系や、外傷に対処する止血機構や、飢餓を生きのびるための工夫）が外部環境とのバランスを失って、暴走し始めたと考えると、暴走を制御する治療法よりも、かつてのバランスのとれていた外部環境を復旧し、再設定する、いわゆる養生法のほうが手軽で確実なのが当然です。

なぜなら、治療法というものはおおむね、からだというシステムへの外部からの介入であり、的確で速効的な治療法であればあるほど、システムの機能の一部を直接に足したり、あるいは引いたりする介入ですから、調和を特質とするからだシステムへの鋭い侵襲なのです。その侵襲への対応として、システムの生体恒常性が必ず発動されます。つまり、副作用がなくて有効な治療法とは論理矛盾なのです。

それに比べて多くの代替治療は、内側にすでに在る制御機能を誘惑して、再賦活させるという、より侵襲の少ない治療法、進化の過程で作用した環界からの誘いを模した、からだへの働きかけとして理解することで、一見したときの奇妙さが薄れるのです。このことはまた後になって、お話しすることになりましょう。

ともあれ、いのちの保守性の内側での補佐役としての進化が暴走することは、直接に種の存続を危うくします。生物の歴史の中で、ある進化の頂点に至り、極限まで繁栄した種が突然、消滅することがくり返されているのは、隕石の衝突とか、気候の急変とかが直接の原因と考えるよりも、からだ内部での進化の尖端部分が外部環境の変化によって暴走を誘発された結果としての構造崩壊であると考えるほうが、急激な（と言っても千年単位でしょうが）消滅の雰囲気としっくりします。からだ内部の進化の結末は、個々のからだの構造崩壊による消滅であり、それはある頂点で一挙に破局的に生じます。

いまひとつ、後にお話しする主潮流としての進化は、種全体の消滅を引き起こします。つまり進化は内憂外患の源となります。

この進化の歴史から、ヒト種だけが例外であるはずはありません。ヒトが次の世紀末を迎えることが可能だと思う人は急速に減少しています。稀には二十一世紀が人類の最後の世紀だと考えている人もあります。そうなることで地球上に多くの種を殺さずに残せるという期待をこめているようです。いずれにしろ、多くの宗教が説く末世は、そのことへの洞察なのです。

ヒト種の末裔が地球に存続しうる唯一の道は、進化の歴史を退行するしかありません。その場合、進化の歴史の新しい部分・尖端部分を捨て去り、残された原始的な構造へ若干の進化をつけ加えたものとなりましょうから、おそらくごく原始的な猿猴類に似たものとなりましょう。それとも哺乳類全体を道連れにして、それ以前へ退行するしかないのでしょうか。

そのように考えると、わたくしたちは二重にホスピスの住人です。ひとつは、生まれたいのちは必ず死ぬ生者必滅であり、いまひとつは進化の頂点にあるヒト種の滅亡は間近である盛者必滅というホスピスです。ホスピス医療が描出しつつある諸理念に立脚すると、医の倫理はいくぶん整理されて、スッキリしたものとなります。「頑張る」を禁句とする知恵は、その一例です。「頑張る」とは、ある目的達成のために、いのちをすなわち心身を叱咤激励するの意ですから、ホスピスの現場では禁句となっています。

ところで、主流としてのからだの進化過程の最終局面は、中枢神経系の発生でした。それは高度な情報処理機構である脳となりました。

学習と文化

状況変化への適応の過程は、その始まりにおいては無方向性のもがき活動です。それが状況にマッチしたとき、いのちは生きのびます。これを適応と呼びます。このマッチングが生体の中に保持され、次回の同様の状況で機能するように準備されることを学習と呼びます。

いのちは原初のときから、学習の能力を進化させてきました。現存する単細胞生物にすら、学習の機能はあります。学習は進化を模し、進化に要する莫大な時間を要することなしに、いのちの機能を拡大する巧みな手続きです。自在性の中核です。いのちの本質機能です。むしろ学習記憶が堆積し、組み合わさってシステムとなったものが、いのちと呼ばれるものだと考えてもよいのです。

したがって、からだの機能は、学習能という情報処理活動によって行われているのです。このことは「病」と「治療」を考える際の要点です。なぜなら自然治癒力とは、いのちの一部分すなわち、この情報処理機構の別名だからです。そして学習専門の臓器として、脳というコンピュータが進化してきました。

情報の入力系・出力系と情報処理コンピュータたる脳の学習機能とが組み合わさり、物質界からの離脱が始まりました。学習とは、過去の体験を記録して、未来に備えることですから、時間・空間を越えるという意味をもっています。脳の発達が、この「いま・ここ性からの離脱能」を増大させ、種々の情報クラスターを形成しました。いま、わたくしたちのコトバ概念文化がイメージと命名している機能の誕生です。イメージ機能は昆虫の多くがすでに備えているようです。

このようにして誕生したイメージ界は、中枢神経系の情報処理パターンが多彩かつ迅速になることで、いのちの自在性を増大する一方、いのちの自己保存にも大きく寄与します。

イメージから命名へ

イメージは感覚に由来しますから、見る・聞く　嗅ぐ・味わう・触れるの五感と身体内部感覚それぞれにイメージ機能はあり、またそれらがつなぎ合わされることで、複雑で重量感のあるイメージが作られます。それは体験に密着していることで、いのちの保守性からの制御を受けています。ところが視覚イメージが絵を経て、文字へと発達したときに、制御ははずれました。概念言語の主流たる文字の発生です。そして他の感覚は窓際に追いやられ、活動の機会を減らされてしまいました。こころの誕生の準備が完了したのです。

概念言語が登場する以前、ヒトは鳴き声言語でコミュニケーションをとっていました。身振りと鳴き声だけで互いにコミュニケートする様子は、格段に複雑であるとはいえ、イルカや他の動物と同じ水準でした。互いに相手の言語を知らない異国人同士がコミュニケーションをとろうと努力している際の状景と、チンパンジーのコミュニケーションの状景とを並べて、その共通部分を取り出してみると、三万年ほど昔のヒトの社会生活が想像できます。その時期のヒトは五感すべてのイメージ機能が協調し、溶け合っており、意識と無意識は濃淡のように境目なく、つながっていました。

概念言語の発生は命名から始まりました。そのありさまを赤ちゃんのコトバの発達からうかがうことができます。赤ちゃんにお乳を与えようとすると、飲みたくないときには口をつぐんで、乳首を避けようと首を振ります。拒否のジェスチュアーはここに起源をもちますから、万国共通なのです。

お乳を飲みたいときには、上を向くようにして、口をあけます。赤ちゃんは口呼吸をしませんので、この動作に伴って発声すると、Ma という音になります。授乳に起源をもつ Ma という音で食物を指すように発達した国語と、母親を指すように発達した国語とがあるのが、命名言語の起源です。概念言語の黎明期です。この時期、つまり音声としての概念言語はまだ、からだの「いま・ここ性」に束縛されており、無意識と、そして生理機能とつながっているので、まだこころの領域ではありません。

イメージと芸術

五感と身体感覚のイメージ群の中から、視覚イメージだけが突出して概念言語へと進化をとげたせいで、イメージ群の溶け合いは壊れました。他のイメージも独自の進化を始めました。聞く・嗅ぐ・味わう・触れる、と身体内部感覚、それと視覚イメージのうち概念言語創出から取り残された部分が進化して、芸術が生まれました。

芸術と呼ばれる機能は皆、原初においてコミュニケーション機能の進化として発達してきましたが、すべてのコミュニケーション機能がそうであるように、個体はイメージの発信者であると同時に受信者でもありますので、現実に相手がなくても、自らが発信者であり受信者であるという個体内循環の過程が生じます。この循環は絶え間なく続くことが可能です。そして発信されたイメージは、受信機能の進化を誘い、受信されたイメージが発信機能の進化を誘うことで、複雑で精緻な機能となり、芸術と呼ばれるようになりました。

この経過から、芸術には次のふたつの特質があることが分かります。そのひとつは、芸術の本質は芸術体験、つまり受信もしくは発信あるいはその両方の活動の「いま・ここ」にあるのであり、「いま・ここ性」を跳び越えた「作品」と呼ばれるものは視覚イメージが生み出した概念、あるいは文字と同じ位置に置かれるものだということです。その極限形は文学です。文学は、各種イメージ群の活動を自在に操りますから、その本質は間接的な芸術活動なのです。

特質のふたつめは、「いま・ここ」に束縛されているとは、芸術体験はからだの世界ときれいにつながっているのであり、芸術体験はからだの世界への影響力、誘いの力をもつし、いま・ここ性から切り離された「作品」は、切り出された、からだ世界であるということです。したがって芸術作品に触れることは切り出された作者のからだ世界に共振れすることになります。これは医療において重要になります。さらに、からだ世界を少ししか含まず、もっぱら概念メッセージだけが読み取れる作品に対し、わたくしたちが芸術性が薄いと感じるのは、からだ世界への誘いの力が乏しいからなのです。政治的意図に基づく絵画や歌がそれです。この弊に陥りやすいのが文学であるのは、自らの特質ゆえに当然です。

こころの誕生

概念言語は命名から始まります。その完成は絵文字です。視覚イメージが命名に採用されたのです。おそらく数万年のヒトの歴史の中のわずか一万年ほど最近のできごとでしょう。赤ちゃんが日々、命名言語を覚えて、使えるようになり、人形や家族の絵を描けるようになり、いつしか文字を覚えてゆく流れをじーっと観察していると、一万年前の概念言語の発生の歴史がうかがえ、それは脳の進化を伴っていたことが分かります。どちらが因で、どちらが結果かを考えるよりも、自在性を希求する、いのちの志向が、構造面と機能面との進化をおし進めたと考えるのが正しいでしょう。

文字言語の誕生は、いのちの自在性を爆発的に進展させました。文字言語を用いているとき、いのちは「いま・ここ」を越えることができます。つまり時間・空間の束縛から自由になります。また身体の感覚や活動からも自由になります。視覚イメージが主役となった文字言語活動は、身体感覚に密着しているがゆえに束縛されている他のイメージ機能、をおきざりにして、自在にはばたけるようになります。明確な意識界の出現であり、こころの誕生です。こころとは、視覚由来の意識界なのです。

視覚障害者はイメージ機能の尖端部分を取り上げられ、いわば外から退行を強制されています。当然、別のイメージ機能や感覚機能を練磨して代行するしかありません。しかも視覚優位イメージで構成されているヒト社会に適応するには、代行した感覚が視覚に似た働きを要請されます。指先で相手の気分を見て取るマッサージ師がいたりするのです。さらに種々の超能力と呼ばれるものも、眉唾とばかりは言えないのでしょう。

概念言語が登場し、さらに文字言語を手に入れることで、こころ、すなわち意識界は無限の自在性を獲得したように見えます。しかし、こころとけしょせん、脳という身体活動が生み出した結果にすぎません。脳が機能しないと、こころも機能しません。こころとは、うつろう影のようなもの、ファントムなのです。

だけど再びしかし、現在のわたくしたちはファントムなのです。このお話をわたくしが本にして、皆さんが読んでくださるのは、ファントムとしてのわたしが、文字言語というファントムを用いて、ファントムとしての皆さんに、考えというファンームを伝えようとしているのです。決して、脳から脳へのコミュニケーションではないのです。わたくしたちがヒト独自のものと見なす文化はすべて、ファントムが生み出したものです。

ことに科学という文化は、ファントムが実在世界を支配しようとして生み出したものです。科学も文化です。ファントムは科学を介して、さまざまな物品を創作して、自然界を改変してゆくという支配を行っていますが、それは外部への侵襲です。

いまひとつ、ファントムは自在性を拡大しようとして、ファントムの基盤である脳を含めた身体を酷使します。内部への侵襲です。本家が分家に支配されているという構図が、ヒトの現在です。

こころの実態と行動については、後に章をもうけてくわしくお話ししますが、ファントムたるこころが、脳を含めた身体を侵襲するのが、いわゆる心身症のなりたちなのです。

いわゆる心身相関

生理機能から感覚、そしてイメージまでは切れ目なくつながり、絶えず行き来しており、何か新しい刺激があるときに意識の覚醒度が上がり、しばらくすると覚醒度が下がって、外界との区別も定かでない状態に戻ります。

命名により概念言語が登場すると、事態は一変します。命名された部分は覚醒度が持続し、輪郭が生じ、命名されていない部分は覚醒度が下がります。やや区分けのはっきりした意識界と、無意識界の構造が生まれます。

従来の「こころ」という呼び名は、感覚イメージというゆらぐありようから、概念言語までを含みますので、こころは無意識界と意識界とで構成されているという図になります。よりはっきりした区分けをするには、イメージまでを「からだ」と命名し、概念言語が文字を手に入れることによって登場したファントム部分を「こころ」と命名するほうが、考えを整理しやすいのです。ちなみに警察犬や盲導犬の働きを見ていると、彼らには文字を手に入れる前の概念言語があると思われます。

そのようにして、いわゆる心身相関の概念図を「ファントム」と「からだ」の相関図へと変換して、これからのお話を進めていくことにします。

からだとは、ヒトの動物としての部分です。犬や猫と共有している機能です。そしてそこには系統発生の歴史が層状に堆積しています。からだの世界は実在です。そして、こころというファントムを生み出した基盤ですから、からだの変化は感覚↓イメージ↓概念言語という、もともとの発生過程を介して、ファントムに直接の影響を与えます。この働きに対し、ファントムはファントム機能を使って、抵抗したり、調和統合を企図したりします。この様子については、後にくわしくお話ししましょう。

概念言語と文字とによって作られる文化と呼ばれる生産物は、ファントムの自在性・独自性を守り、さらに発展させる働きのあらわれです。からだが、いのちの活動をやめたとき、あるいは、いのちとしてのからだの維持に専念しているとき、こころというファントムの活動は停止します。しかし文字文化は残ります。ヒト種が消滅しても残るものは、骨以外はすべてファントムの産生物です。外界を、あるいはからだ界を、そして他のファントムを変えようとした活動の遺跡です。

自在性を希求するファントムは、母家である、からだをコントロールしようとします。倫理・道徳など、文字文化が生み出したものは、それです。それらは行動を指令することを介して、からだを支配しますが、それよりも重要なのは、あるいは行動指令を含めた支配の本質は、物語を送り込むことによって、イメージ界へ概念言語を送り込む作用です。もともとの発生過程を遡行する形で活用するのです。「身体は借り家である」とは、ファントム独立のための物語です。

物語の起源は命名です。Maという音についてお話ししましたように、命名には意味が伴っています。それはその概念言語の出自をあらわしています。名はそれ自体、小さな物語なのです。小さな物語が集合して、大きな物語が作られていきます。そして物語はイメージ界から感覚を経て、生理にまで影響を及ぼします。「無意識と意識は、言語によって構造化されている」のです。

概念言語を得ることで、ヒト種は他の動物と異なるありようになってしまった面があります。「はじめにコトバありき」とは、ファントム支配の始原を指しているのです。そして「道の言うべきはまことの道にあらず」とは、命名というファントム誕生以前を指し示し、そこにこそ、まことの道があると語っているのです。

ヒト種は、他の動物と同じからだをもつと同時に、ファントムというこころをもつという二重性のありようとなり、しかもその両者の間には、相互支配と反撥という権力闘争が生じているのです。

ちなみに「葛藤」と呼ばれる現象は、日々さまざまな形で登場しますが、そうした葛藤について考えたり、解決を図ったりする際には、文化間葛藤の図柄で満足せず、からだとファントムの権力闘争の図柄になるまで事態を観察し、考察・整理するのがコツです。根源にまで立ち返って、事態を理解する方法です。

音声言語

ここで発声から文字言語までの進化の道筋をまとめておきます。そして進化の中間段階に位置し、医療にとって特別に大切な音声言語についてお話ししておきましょう。

あなたが森林浴をしているときを想像してみてください。自然林の中を歩いていています。次第に体がゆるみ、呼吸が深いものになります。まわりと自分の身体とが切れ目なく溶け合ったような気分が生まれるなら、森林浴が効果をあらわしたのです。突然、木洩れ日がさし込んできて、そちらに注意が向きます。一瞬、呼吸のリズムが乱れ、筋肉に力が入ります。しかし、それが危険なものでないことを確認してまた、リラクゼーションが戻ります。くり返すうちに、木洩れ日に対する緊張反応は薄く、弱いものになります。心身に馴れが起こったのです。学習です。この段階はヒトが他の動物と共有している、いのちの世界、心身一如の世界です。生理機能から感覚、イメージまでが、滑らかにつながり、外界とも溶け合った感覚があります。

歩いているのが、コトバの通じない二人であるとき、身振りで木洩れ日を指し示し、互いに注目を共有し合います。「アァ」などと声を出すこともありましょう。命名の準備です。つまり命名は、「いま・ここ」におけるコミュニケーションのための指し示し機能として発生してきます。これも赤ん坊の発達の段階で、一過性に観察できます。

鳴き声は「キ（木）」「ヒ（日）」などの使い分けで、身振りを省略できるように発達します。概念言語の出生です。「いま・ここ」からの離脱の始まり、「こころ」の萌芽です。そして「キ」は「ブナ」「スギ」とかの分類、明細化へと発展し、言語文化となります。命名言語文化を身につけて、森林に入ると、いろいろな木々をそれぞれ識別できて、意識上は豊かな森林ウォークを体験できます。

他方、このようにして文化活動をしているときは、まわりと自分の心身が溶け合っている気分は感じ取れなくなります。言語を使っての認識活動をお休みすると、溶け合っている気分が戻ってきます。木々の名を認識する活動に移ると、また溶け合う気分は感じ取れなくなります。

だからと言って、ずーっと森林観察活動を続けていても、森林浴の効果がゼロになるわけではありません。命名活動に従事しているのは動物としての中枢神経機能の一部にすぎませんから、気分としては気づかれないままに、森林浴は続いているのです。つまり無意識界の出現です。言語文化の出現によって、意識界と無意識界の区分けが生じたのです。

もう一度、森林浴のところに戻ってみると、木洩れ日でビックリしたときに、注意がそこへ集中した瞬間に、溶け合う気分は薄れています。この状態から発展して、命名によって生み出されたのが、意識界ですから、意識界の活動は、本質として、注意の集中、注意野の狭窄、心身の緊張という中枢神経活動を伴っています。このことが医療において大切になります。

ちなみに、溶け合う森林浴から、注意がある方向に集中することを経て、鳴き声から概念言語に到達し、ついには文字言語へとまとめられる過程を絶え間なく往き来しながら、対象に向かい合うのが、俳句を作る際のコツですし、俳句を味わう際のコツでもあります。

蛙が飛び込む前の静寂、古池さえ意識にのぼっていない溶け合いの状況から、音による意識の覚醒を経て、音が消えて、もとの溶け合いの静寂に戻る、その全経過が句の中によまれているのです。さらにそのプロセスを往き来するファントム活動をも含んでいるのです。

森林浴を例にとって、もう一度考えてみましょう。まず心身一如の状態があります。いのちの全き状態です。突然、木洩れ日がさし込んだりすると、そこに意識の高揚が生じますが、ほどなく静まります。二人でいるときに、コミュニケーションの手段、身振りの一種として発声が登場します。

音声言語の芽です。それは意識の集中と高揚を招来します。続いて発声が命名へと進化することで、概念言語が完成します。意識はさらに明確なものとなります。しかしこの時点は、概念言語であるもののまだ音声言語です。続いて文字が生まれます。文字言語はまさしく概念言語であり、からだのいま・ここ性から離脱した意識界です。

以上のことから、音声言語の特別な立場と機能が生じます。まず音声言語は鳴き声と連続していますから、無意識やからだと陸続きです。しかし概念言語であることで、文字言語という、からだと切り離された世界への橋渡しの機能をもっています。またコミュニケーションの機能としては、文字言語のコミュニケーションの相手は不特定で、時間・空間を超えるのに比べ、音声言語はいま・ここの相手に限定されたコミュニケーションです。つまり確かな手ごたえのあるコミュニケーションなのです。音声言語のそうした中間的な位置と機能は、次のような種々の現象として、日常に見て取ることができます。

まず、わたくしたちが文字言語を読むとき、多くの場合、こころのうちで音読をしています。文字を読めるようになっている子どもでも、童話の読み聞かせをしてもらうのを喜びます。そうしたことは、文字言語が伝えてくる概念を音声言語におきかえることで、からだの世界へ橋渡ししようとしているのです。ですから童話としてのこの本も、できたら音読をしてみてください。そうすることで、からだの世界への橋がかかります。

ちなみに速読という技術があり、その要点は、うちなる音読をやめることにあります。つまり、からだとの関係を切り、ファントム界に限定された情報として、文章を読む技術なのです。そうすることにより、速読は自在となり、驚異的な能力を発揮する人も出てきます。純粋ファントムの完成です。

また別の例で、聴覚障害者に読唇術と発声をトレーニングして、一見、健常者と同じような会話能力を得させるという工夫がありますが、あまり流布しません。それはおそらくコミュニケーションの世界と、からだの世界とが切り離された状態が不健康だからでしょう。口唇会話をしているときの聴覚障害者はロボットのような表情をしています。それに反し、手話をしているときの聴覚障害者は生き生きとした表情を見せます。手話はコミュニケーションの世界が、からだの世界とつながっているので、ファントムとからだとの橋渡しができているから健康なのです。

そう考えると、視覚障害が引き起こす精神障害はなく、聴覚障害が引き起こす精神障害があることも理解できます。ファントム界とからだの世界がつながっているか、切り離されているかが、いのちにとって重要なのです。つながりを精密にする技術として、フォーカシングという手法があります。

以上のように音声言語は、こころというファントム界とからだの世界とを結びますし、医療関係はファントム間でのコミュニケーションが重要ですが、同時にそこに参加している人々のからだとファントムとのつながりも健康に必須です。文字言語だけでは健康を推進できません。このことについては別の章でお話しすることにします。

第二章　病

「病」とは典型的な命名です。特殊な目的のために自然界の現象の一部を切り出して、きわだたせる命名です。しかもヒトの歴史の中で、比較的新しく登場した命名です。個々の病名となると、さらにより最近、登場した命名です。

まず命名登場の経緯を空想してみましょう。

「病」の登場

いのちは自然界の中に在ります。自然界は温度・湿度・気圧・明暗・空気の成分などが刻々と変化しています。それは直接にいのちに影響を与え、いのちを歪ませます。環界の変化がある範囲内にあるとき、いのちは環界の変化のままに変化します。そのとき、いのちらしさはまったく発揮されませんから、歴史上のいのち発生以前に似ています。しかし環界の変化がある変化域を越えると、いのちはその変化に逆らおうと活動し始めます。生体恒常性の出現であり、生命誕生のドラマの再演です。

そうした経過から考えると、生体恒常性は固定した状態を志向するものではなく、ある範囲内でのゆらぎを許容する性質でもあるのです。ゆらぎを許容しての復元力はヤジロベエや船の復元力などの非生命現象においても見られるものですから、いのちの生体恒常性も、そうした復元力と連続したものと見なすことが可能です。少なくとも医療者にとっては有用な仮定です。

生体恒常性はもちろん保守の志向ですが、保守の志向の補佐として恒常性能力の進化が進んでゆきました。そして恒常性能力の進化でも他の進化と同様に、歴史上で新しいものほどそれに対する制御機構が未発達なせいで、暴走の危険をもっています。

恒常性機能が進化し、多彩化するにつれて、多様な機能を組み合わせたパターン（型）ができ、他方、歪みを感知する機能は進化して感覚となり、感覚は恒常性機能パターンを呼び出すキー刺激となりました。痛み・吐き気・だるさ・気持ちよさなどなどの感覚は、単に意識界へのキー刺激ではなく、内部の恒常性機能パターンへのキー刺激のあらわれでもあります。このようにして生体恒常性というパターンは学習能を備えました。学習能とはこれもまた進化の志向であり、いのち誕生の歴史の再演でもあります。中枢神経系の進化が学習能の進化の純粋形であることは、すでにお話ししました。

この時点での雰囲気は森林浴の状態と相似です。一定のゆらぎを内包した調和の状態です。

ゆらぎの許容範囲を超えて歪みが起こると、調和は破れます。森林浴で突然、ウサギが飛び出したときに似ています。感覚系が活発に働いて、注意の集中が生じ、ストレス状況が起こります。生体恒常性のスタンバイです。生体恒常性が発揮されて、調和が戻ると、もとの森林浴の状態となります。自然治癒力という呼び名は、この生体恒常性に別の命名をしたにすぎません。

さて、センサーとしての感覚系が賦活された状態は不快感・快感という形で一部分、意識にのぼります。「病」という概念言語が登場する準備が整いました。

「病」という概念言語が登場するころには、すでにファントム界は完成しています。病という命名はファントム界が、命名によって事態を把握し、支配しようとして採用した方策です。

「病」という概念言語を創作したファントムの意図は二種です。ひとつは事態のある部分を目立たせて、それの復旧を工夫することです。これは生体恒常性を模した、言い換えると生体恒常性を呼び出すキー刺激である感覚の外在化、デジタル化であり、生体恒常性の本来のパターンを模した外在化である行為、すなわち「養生」や「治療」に対応しているのです。

病概念のいまひとつの機能はコミュニケーション機能です。概念言語発生の本流です。森林浴で、ある種の「木」に「杉」と命名することでコミュニケーションが向上進化しますが、同じ概念で呼ばれる個々の杉はそれぞれ少しずつ異なっていますから、命名によってイメージ化される「杉」とはファントム界です。

ここで注目しておくべき点があります。それは「病」という概念言語で切り出された事象は、そこに生体恒常性の動きも含んでいることです。すなわち歪ませるもの・歪み自体・生体恒常性の三つを含め、一体としたものが「病」概念なのです。そのせいで、歪ませるものを指す「病因」という新たな概念の必要性が生じてきます。さらに歪み自体と生体恒常性との闘いのドラマは一体となっており、両者を識別し、命名するのは困難なので、統括して「病態」という概念が登場します。

病因——いのちを妨げるもの

いのちは、ある範囲内のゆらぎを許容しつつ、調和した安定を保つことを必要とします。その調和を乱すものは病因です。医学においては、これまで病因を外因・内因・心因と三つに分類してきました。ここでもその区分けで空想してみることにしましょう。

まず外因とは文字どおり、外から来るものです。ひとつはすでにお話しした温度・湿度などの外部環境の変化です。直接にからだを歪ませる事柄です。もうひとつは化学物質や細菌などのようにからだに侵入してくるものです。すなわち、外因とはとても単純な図式です。

次の内因はいのち、ことに、からだに特有のものです。第一に遺伝子を含む生来の資質に由来するものがあります。胎内や出産前後の障害は概念上は外因に属するものですが、医療の現場では内因に含めるほうが便利です。このように外因、内因の区分けも実は曖昧なものなのです。

さらに内因の中で複雑かつ医療現場にとって重要な内因は、自然治癒力が内因となるものです。自然治癒力とは生体恒常性の別名ですから、それが内因となるとは概念矛盾ですが、生体恒常性の機構の最も進化した部分は暴走しやすいので、しばしば内因となります。アレルギーはその典型ですが、日常的には、本質として自然治癒力の表現であるはずの発熱や頻脈や血圧上昇が生体の許容する歪み範囲を超えると、内因の性質をも備えることになり、さらにそれに対する対処機構が進化していると、進化の先端部分ほど暴走しやすいので、制御をはずれた内因発生の連鎖反応が、からだにとって核爆発のような結末をもたらすこともあります。

これをどのように制御するかは、医療現場で、複雑な手技と空想・推理力・勘と決断を要請される場面となります。暴走に対する対処の原則は退行です。これは進化の歴史に再三、登場した退行を模したものです。これについては後でお話ししましょう。

内因の段階でも感覚センサーやイメージの無意識部分は参与して、事態を複雑化しています。麻酔はそれらを単純化する手技のひとつです。すなわち退行の手技化です。

次の、心因の世界はさらに複雑です。ほとんど科学としての医療の手にあまります。それは、こころというファントムの領域だからです。ファントムとは、自在性を志向するいのちの働きの最先端部分であり、暴走を本質とするからです。ファントム界は命名と、その集積構造物である物語とを使って、無意識へ影響を及ぼします。そのプロセスは内因へ作用するので内因の性質を帯びますが、からだにとっては外部から引き起こされる歪みであり、外因としての性質も備えます。

当然、ファントムからの侵襲に対し、からだの生体恒常性が反応を開始します。こころとからだの葛藤関係です。これを単純化するのも麻酔の役割です。しかし、こころとからだとは同じいのちの機能なのであり、本来、協力関係にあるものです。麻酔はその協力関係をも一時停止させますから、麻酔を含めて、こころとからだの関係を単純化する手技はすべて、生体のうちに蓄積されている、これまでの進化の歴史に由来する学習を退行させる緊急処置ということになります。

この退行という方法は、医療手技として行われるだけでなく、しばしば、いのちの知恵として外因・内因・心因のいずれの場合も、緊急事態処理に発動されます。むしろ、そちらが原型であり、医療手技のほうが生体の知恵を模しているのです。

そこにはふたつの水準があります。進化水準と学習水準です。ひとつは、からだに堆積されている進化のプロセスの先端部分を休止させることでより単純化した状態を作り、生体恒常性の働きがしやすくなる柔軟性の発動のためです。進化の尖端であるファントムの活動を縮小する意識変容には、その側面があります。

いまひとつの水準は、進化を模して堆積されてきた学習経験の層の先端部分を休止させて、より原始的で柔軟な生体恒常性を発揮するためです。日常的には、体調による食欲の変化はそれです。それを利用した養生法の例が断食療法です。断食療法に至らなくても、総じて病の状態では、文化の生産物である献立よりも、原始的水準の食事が好ましいのです。「おふくろの味」の効果もその系列であり、疲れを癒すのです。

どちらの水準も、個体にとっては発達進化の段階の退行ですから、発達の目的である外部環境への適応力の休止・減少でもあります。外へ向けての適応力を捨てて、生体内の調和を得ようとする緊急処置です。したがって、この生体の働きが発動される場面では、外部環境を生体保護的にしつらえることが医療の最大の援助貢献ということになります。子宮内環境が最良のモデルです。退行が生体恒常性のあらわれであるとき、それに協力することが基本方針となりますので、外因・内因・心因の区別はあまり重要ではありません。

心因にまつわる事情が今日の医療のひとつの問題点、デッドロックになっており、この物語の骨子でもありますので、後の章でもくり返しお話しすることになりましょう。ここではひとつだけ、大切な前提をお話ししておきます。

それは「こころは病まない」というテーゼです。それは同時に「こころに自然治癒力はない」というテーゼでもあります。この物語はそうした前提でつづられています。

自在性を求めるこころは本来ファントムであり、どのようにでも動きまわりますし、生体恒常性は備わっていないので制御不能です。こころの中だけの葛藤は迷いであり、生体恒常性を模したファントムと、あくまでこころ本来の自在性を希求するファントムとの間の同属間葛藤にすぎません。そしてそうしたファントムの乱れや、いやむしろ整いのほうが、からだと葛藤するときに心因となるのです。こころ自体は病むことはなく、ひたすら、からだへの外因あるいは内因として作用するだけなのです。

「こころは病まない」「こころに自然治癒力はない」というテーゼに基いてこの物語が語られているさまは、後の章でのお話を進めるにつれてさらに明確になることでしょう。

病態・症状・所見・検査値

「病」は命名ですが、できるだけ輪郭のはっきりした命名にしたいとの願いから、「原因・症状・経過・予後・病理所見」の一致したものを、確立した疾患として切り出して病名をつけようという主張があります。その提案は一理ありますが、そうしようとすると次々に難問が生じ、多数の病が取り逃されてしまいます。そこで最初から考えてみましょう。

病と命名される実体は「病態」です。外因・内因・心因によって、からだの調和が歪められた状態と、それへの反応として自然治癒力が発動され、しかもその自然治癒力の作用が内因として働いたり、また無意識のイメージ機能が反応して、新たな外因として働いたりする結果、因果の錯綜した混沌が実態です。さらに時間経過も含まれますから、とうてい現場での事実として把握できるものではなく、この文章で示すように、想定し、想像することができるにすぎません。

しかし、いのちはその混沌を生きているのであり、感覚系は状況を感じ取ることで自然治癒、すなわち生体恒常性に参与しています。そして感覚系の一部は意識に上ったり、また無意識野に移ったり、ただよっています。森林浴の場合と同じです。不快な感覚はいのちの危険信号として意識野を覚醒させがちであるのも、森林浴体験から理解できます。

覚醒された意識状態とその内容はまだ、からだの領域ですが、そこへ命名機能すなわち概念言語プラス文字としてのこころが参入してくると、症状という世界が生じます。ファントムであるこころが参入することで、感覚域は命名され、意味づけられて物語の世界となります。ときにはファントム側の事情で無視されたりします。ファントムは自由自在ですから、感覚が生み出した危険警告信号でさえ物語の都合上、無視して、無意識野へ追いやることもできます。そして無意識野はもともと、からだの世界ですから、そこへ追いやる過程で、物語化された、つまりこころの色をつけられた感覚がからだに送り込まれる結果になります。

「心頭滅却すれば火もまた涼し」はその顕著な例であり、卑近な例としては「決意」、「勇気」などの言葉が使われるとき、物語に由来する前述のプロセスが働いています。

この章の物語の中では、「症状」とはこころがとらえた病態であり、からだ内部の歪みと自然治癒力との闘いが、こころというファントムの主観で意味づけされ、勝手気ままな歪曲を加えられて意識されているものだ、と言っておくだけで十分でしょう。症状とは、患者というファントムの意識に映ったごく部分的な病態、しかも歪められた姿なのです。

医療者というファントムは、患者というファントムの主観的歪みをできるだけ消去した形で病態を把握したいと試みます。本来のからだの歪みと生体恒常性との闘いの状況をそのまま感知しようとします。「所見」や「診断」と命名される概念は、医療者という客観性を希求するファントムが、自己の意味づけと物語に添って切り出して命名したものです。新しい診断体系という物語や、新しい治療法という新たな物語が参入すると、所見も診断も変わっていくのはそのせいです。東洋医学における所見や診断が、西洋医学のそれと異なるのは当然なのです。

所見についてはいまひとつ、最も重要な点があります。ここでも森林浴の体験を思い出してください。勉強して、知識を得ると、いろいろな概念言語によってファントム界が豊かになります。そうすると、森林の中で、からだの感じとしての感覚は意識から排除されて、分からなくなります。ところが、病態の本質、特に経過・流れを含めた病態と予後をリアルタイムで感じ取るのは、実は医療者側のからだの感覚なのです。

だから所見をとる観察に際して、概念言語から離れている瞬間が必要になります。概念言語を使ったファントムでの把握と、概念言語を離れたからだの感覚での感じ取りとの、両方を自在に操れるようになるのが、医療者の熟練への道程です。ファントムでの把握はデジタル的なので、刻々と変化する流れをとらえることができません。からだというアナログによる感知がないと、見落としやタイミングの取り逃しが起こるからです。

東洋医学では、熟練した観察を「ぼんやりとしっかり見る」と言いますし、別の分野で宮本武蔵が「観の目」と言っているのも、それにあたります。彼の生活では、わずかなタイミングの遅れが死につながるからです。

医療においては、確定診断を待つことで、手遅れと患者の死につながるという結末が日々くり返されているのが現状です。経過をリアルタイムで感知するアナログ感知の、トレーニングの欠如がもたらす悲劇であり、怠慢です。

聞き取った症状や患者の所見は、医療者の主観すなわちファントムの、先入見、背負っている文化などによって色づけされるので、それを避けるために検査法がいろいろと発明されて、客観性を高めようと意図されるのは当然です。そうした方法で得られる検査値は、病態という闘いの結末ですから、いわば生きたままでの病理解剖です。病理解剖がそうであるように、そこには時間経過の要素が乏しいのです。その欠点を乗り越えようと、検査値が時間経過とともに提示され続ける検査法も発明されてきています。また検査法は病態という混沌の、ひとつの因子に物差しを当てたものですから、できるだけ検査法の種類を増し、しかもそれぞれの検査値を綜合して、経過を含めた病態の物語を作る技術が重要になります。

ところが、次第に増大する検査データを読む技術は、混沌を感じ取って、瞬時に物語を作る所見感じ取りの能力と同じものですから、所見感じ取りの未熟な医療者には、検査値は誤診の道具となってしまいます。さらに検査法は今後も次々に開発されるのですから、いまの検査法で把握されるのは混沌の特性のごく一部であり、さらに新しい検査法という物差しが出現すると、病名概念まで一変してしまうことさえあります。

それに加えて、治療とは必ず、過去から現在を通って未来へ向かう時間経過を含む作業ですから、時間経過を切り捨てて、検査値だけから直接に導き出される客観性の極致の「治療行為」は、治療という意味の本質を備えていないことになります。生体が懸命に行いつつある自然治癒力の作業の中途に、新たな外因を投入する行為をしているだけとなることも少なくありません。治療の意味については、後の章でさらに空想してみましょう。

以上をまとめますと、①病態とは、からだの歪みと生体恒常性との働きの相互関係を含んでいる、

②それを映し出す症状もデータもすべてファントムの支配を受ける、以上の二点により、病の把握はとても曖昧なものにならざるをえません。曖昧さを切り捨てる試みは、複雑な全体を単純化した影として見ることになり、実態をとらえそこないます。

さらに③客観的データを多面的にとってゆくと、複雑系をより正確に把握する方向へ近づきますが、そうなると医療者の側に勘や総合判断力などの職人芸が不可欠となります。

次に医療についての物語に移る前に、ファントム界とその作用について、さらに丁寧にお話ししてみることにしましょう。

第三章　ファントム界

文字の世界がファントム界です。そしてこの本はファントムであるわたくしのこころが文字を介して、ファントムであるあなたのこころに語りかけているのです。いえ「語りかける」とは音声言語の領域なのですから、語りかけるふりをしているのです。つまり事実としては、文字言語でのコミュニケーションであるものを、音声言語でのコミュニケーションに似せようとしているのです。

そのために①語り言葉風の文章にする、②同じ内容をくり返すことで、各章の間で内容が少しずつ重なり合うようにする。そうすることで章ごとの区分けを乗り越えて、濃淡によって連なる一連の語りのような雰囲気を作る、③日常体験を例にあげる、などの工夫をしています。事実としては文字言語でありながら、読んでいるあなたの内側で音声言語として再イメージ化されて、事実としての語りへ内部変換され、からだの世界まで伝わるようにと願っているのです。

ではここで、ファントム界そのものの特質について、お話ししておきましょう。

実体化

いまいちど、森林浴のイメージに入ってみましょう。まわりの木々にスギとかサクラとか命名し、飛び出してきた動物にウサギと命名したり、さらにはコモレビなどと命名しますと、それは森林浴の場を離れても、会話の場でイメージを呼び出す目次として使うことができます。概念言語の出現です。そしてそれを文字に書きあらわすと、文字となった概念は会話の場からも離れて、つまり時間・空間にとらわれることなく、存続し続けます。これが実体化です。

「板垣死すとも自由は死せず」という有名なセリフは、文字化されることで、時間・空間を越えて存続し続け、発言者である板垣退助の死後も生き続け、使われ続けています。つまりどこででも取り扱うことのできる実体・対象となっているのです。しかも板垣退助は土佐出身で終生、土佐なまりが抜けなかったらしいので、このセリフも土佐弁の言いまわしだったと想像できますが、文字にした人が共通語に改変したので、その時点で原音声からも離脱して、意味だけが抽出され、実体化されています。

文字化にあたっての改変というこの作業は一見、わずかな変化でありながら、内的音声言語として復唱され、からだへ送り込まれることで、いのち全体に影響を及ぼすことになります。古い百円紙幣の肖像を眺めて、この人が土佐弁で語っていたんだと想像すると、眺めているこちらの心身の気分に変化が起こるのは、その例証です。

デジタル化

概念言語は、外界を命名という形で輪郭を与えて切り出します。すなわちデジタル化です。そうすることで対象化し、観察や操作を可能にします。外界だけでなく、自分自身や自分の体験までも切り出して、対象化して、観察の対象とします。森林浴のとき、わたくしたちは体験を生きていますが、概念言語が挿入されると、体験は観察の対象となり、情緒を伴った体験世界は薄れます。それでも概念言語が音声のうちはまだ情緒を伴いますが、文字言語に進化すると、情緒の要素は激減します。「冷静になる」、「客観視する」とはそれです。いや「激昂する」、「大喜びする」さえ同じです。

感情体験を生きながら森林浴をしている二人は、アナログの世界のいま・ここを生きていますから、森林に溶け込む体験の一部として、二人も互いに溶け込み合っています。概念でない、叫びの発展形としての発語は、二人の溶け合いを妨げません。その状況は「祭り」の原初形でもあります。

二人の間で木洩れ日のすばらしさや、飛び出してきたウサギのことなどが話題になると、それは概念言語の登場ですから、溶け合いの雰囲気が少し薄れます。しかしその会話はまだ、いま・ここ性に束縛されているので、雰囲気の溶け合いは残っています。さらに会話が進むと、いま・ここ性に束縛されない文字言語の世界が登場します。以前の森林浴の思い出や、ウサギの種類についてや、今朝の天気予報の話などがそれです。

二人はそれぞれ今日の天気を心配して、朝、一人は天気予報を知ろうとしたのですが、一人はテレビで、一人がラジオでの天気予報を聞いていたら、また自宅だったり、喫茶店でコーヒーを飲みながらだったりの違いがあると、文字概念の情報としてはまったく同一でも、天気予報を聞いた状況が異なり、体験の本質はずいぶん異なることになります。

このとき、天気予報の話題は一見、同一でありながらも、その背後に個々人それぞれの体験を含んでいる見出しのようなものとなります。つまり文字言語はいま・ここ性を離れることで、目次となるのです。目次化された概念言語の使われる頻度が増えれば増えるほど、二人それぞれの背後体験の差異は顕著になり、しかもそれに気づかないいまま、二人は、この場で言葉をやり取りしている点でのみ、いま・ここ性で溶け合っているだけで、別々の歴史と体験を背負った二人の個人となります。そして何かの機会に突然、そのことが露呈します。

言い換えると、文字言語が「個」の発生の原因なのです。文字言語がもたらす人間界の分断化です。その分断化と対象化が自己にまで及んだときに、独立した個人、近代自我という概念が創作されたのです。自由主義や民主主義は分断化の完成ののちに、バラバラの個人たちがどうまとまってゆくかの方策ですから、本質として「冷静な」制度であり、森林浴の溶け合いや祭りの雰囲気とは相容れない制度なのです。言い換えると、文字言語が文化として浸透すれば、溶け合いや祭りの雰囲気は抑圧され、冷静な民主主義へと進むのが必然であり、それがファントム界の進化の必然なのです。

民主主義社会で行われるオリンピックなどは、溶け合いの時代を再現するナツメロの一種であると同時に、進化のプロセスからの一過性の退行、すなわち祭りなのです。しばらく個を忘れてみる養生法なのです。

二次的音声化

溶け合いの体験は、からだの世界です。そこから叫びが音声言語として出現し、概念言語を経て、文字言語すなわちファントムの世界へと進化しました。この進化のプロセスはいまもなお働き続けており、文字言語の世界、つまりファントムの世界へ影響を与え続けています。からだからファントムへの影響は、いのちの自然な進化のプロセスです。影響はいろいろで、進展方向への影響もあれば、制御の性質をもった影響もあります。

他方、自在性希求の権化であるファントムにとっては、それは、からだから支配されることであり、不自由性です。そこでファントムは自在性維持の目的で、二種の活動をします。

そのひとつは、からだや日常体験や情緒などに汚染されていない純粋概念言語界の創成です。哲学が新しい用語を創成するのはその典型ですが、最も汚染のないものに数字があります。数字こそはファントム界のチャンピオンなのです。

いまひとつは、からだからの支配を離れるのではなく、逆にからだ世界を支配しようとする動きです。その手段がさらに二種あります。二次的音声化と行為支配です。行為支配については後でお話しすることにして、二次的音声化について考えてみましょう。

わたくしたちのこころ、つまりファントムが使っている音声言語の大部分、ことに概念言語のほとんどは、実はからだからの自然な叫びの発展形として具現しているものではなく、本質として文字言語であるものが二次的に音声化された擬似音声言語です。いろいろと考えたりするときに用いられる内なる言語も、二次的音声化による擬似音声言語です。「帝国主義打倒」などのスローガンはその典型です。

そしてそれが擬似叫びとなり、からだに影響を及ぼし、からだを支配しようとします。つまり進化のプロセスを逆流することで、からだという自然界を支配しようとするのです。ファントム自在性の真骨頂であり、心身症の病理です。心身症とは、からだからこころへの旧来の進化力と、ファントムが生み出した、逆流という新来の進化力との絶えざる闘いと妥協のドラマなのであり、温和な葛藤までをも含めると、ヒト種においては、この葛藤のドラマから無縁である瞬間はないのです。

その際、擬似音声が旧来の進化史における叫びや音声に酷似しているほど影響力が強く、心身症を引き起しやすくなります。このことは病因だけでなく、医療を考える際にも重要です。なぜなら治療や医療もまた文化であり、対話による医療的かかわりは二次的音声化を主要な構成要素としていますので、本来の音声言語に酷似していればいるほど、患者のからだへの影響力が大きいからです。擬音語はその例です。聞き手の心身を引き込もうとする語りは、宣伝販売から政治や宗教の演説まで擬音語を多用することで効果を高めています。

文化は二次的音声化の産物です。文化の大部分は通常、無意識野にあります。当面のつじつま性から排除された文化が、無意識野に蓄積されるのです。そうでありながら、いや無意識野にあるからこそかえって、ヒトの行為やからだに影響を与え続けます。ヒトは文化に支配されている動物ですし、「無意識は言語によって構造化されている」とも言えるのです。この場合の無意識界とは二次的音声化の産物たる文化です。

いまひとつ、概念言語に基づく意識の登場以前の、ヒトが他の生物と共有している無意識界があります。つまりヒトは、二次的音声化の産物である無意識界と、生物本来の無意識界との二種をもっているのです。

前者は本質としてファントムであり、後者はからだです。ですからファントムとからだの葛藤の最前線、言い換えると本質部分は、この二者が出会う無意識界なのです。意識化された葛藤は、ファントム界に映し出された影なのです。

行為化

森林浴をしていて、ウサギが飛び出すとビックリして「アッ」と声を出し、後ずさりします。発声も後ずさりも行為です。行為は運動中枢から神経系を経て、筋肉が動かされているわけです。そうした筋肉行動は赤ちゃんのときからの発達段階で、動きのパターンが発達して、中枢に記憶されています。後になって、その体験を誰かに話す際に、真似をしてみせるときは擬似行為ですが、それによって心拍数も増えたり、冷や汗が出たりするときがあり、擬似行為がからだに影響を及ぼしていることが分かります。

新しい行為はファントムがからだを使って行うわけですから、自由自在とはゆきません。あらかじめからだに記憶されている類似パターンがないからです。たとえばゴルフの練習では、ウサギに驚いて後ずさりする行為の場合と異なり、似たような動きが、からだに記憶されていませんので、なかなか難しいのです。

またファントムが視覚に依存している割合が大きいので、行為化に際しては、モデルとなるコーチの動き、つまり視覚像を真似ようとします。ところが自分の動きをビデオに撮って、眺めてみると、コーチと同じようにしているつもりの動きとはずいぶん異なった、下手な動きであることにがっかりさせられます。

行為に際しては、視覚像ではなく、体内感覚に基づいて行われなくてはならず、体内感覚軽視という偏った進化を遂げているヒト種が、体内感覚のイメージを記録するには反復練習が必要であり、まれに体内感覚が生まれつき優れている人が優れたプレーヤーとなれるのです。さらにまた実際にはできていないのに、できている気になれるというズレはファントムの本質を示唆しているのです。

行為化にはこのように内側に記憶されているパターンを使ってからだに働きかけ、からだを変えようとする働きがあり、医療においても、それは重要な機能を果たすことがあります。

ただしファントムの行為化の主たる働きは、ファントムが「他」と見なしたものへ向ける行為化、つまり外部環境を変えて、ファントムに都合のよい状況をしつらえる志向です。進化の本流です。

そしてファントム界は、本来の進化がもつ不自由性をも嫌悪しますので、進化という用語を使わず、より自由な語感をもつ「進歩」という用語を使います。「進化を模した発展」の意味です。

ここでヒトが他の動物と大きく異なっていく分岐点があらわれます。「行為代理者」の発明です。他の動物は皆、自分の身体を使い、からだに備わっている天賦の資質を用いて、行為を行い、外界に働きかけます。道具を使うとしても、棒などのごく単純なものです。ところがヒトのファントムは次々に行為代理者を発明しました。それは道具であり、機械であり、化学物質であり、他の動物をも自らの行為の代理者となし、ついには他のヒトを行為代理者化する作業を介して、組織なるものを発明しました。組織とは、ファントムが行為代理者として創出した擬似群れなのです。

行為代理者を発明することで、本来、なんの力もなかったはずのファントムは際限のない力を得ました。他の生物を支配し、地球環境を変え、他のヒトへ歯どめのない弱肉強食的影響力を発揮できるようになりました。ついには宿主たる地球を滅ぼし、その結末として自らも滅びに至るという地球上の癌、ヒト種が誕生しました。

しかもファントムは、自らのからださえもファントムの行為代理物として用いることを始めましたので、もともと母屋であったからだはいまやファントムの道具と化してしまいました。医療行為もファントムが医療技術や薬物という行為代理物を用いて、外在視された、からだに改変を加える現象としての側面を見せるようになりました。こうしたファントムの暴走については後でもう少しお話しいたしましょう。

つじつま性

ファントムの世界がつじつま、つまり整合性を希求することを、皆さんは体験しているでしょう。分類法や理論や説明など、すべて整いを求めているように見えます。しかしこれは本来、からだからの制御なのです。つじつまが合うと納得感が生まれます。そしてその納得感が、ファントム自体の納得を超えた、からだの気持ちのよさをもたらすことがその証拠です。

からだは長い進化の歴史の中で、生体恒常性という、つじつまの合った状況を築き上げています。からだが生み出したファントム界が整合性のある状況であることは、からだにとって好ましいことなのです。からだのためには、ファントム界のつじつまの合った状態と、それによってもたらされる納得が有益であることは、あとで医療を考える際に重要になってきます。

からだの欲求に応えて、つじつま性を追求するファントムの動きはふたつの流れを生みました。ひとつは宗教であり、いまひとつは科学から哲学に至る流れです。そのいずれも因果律という方法を用います。

因果律とは時間経過という外部現象をファントム界に取り込んだものです。本来、ファントム界は時間・空間に束縛されぬ自在な世界なのですが、つじつま性を築くのには擬似時間経過である因果律を取り込むのは好都合なのです。それに、からだは時間経過が事実である外界の一部なので、因果律はファントム界とからだ界との折り合いをつけるのにも好都合なのです。

ただしファントムは、因果律というつじつま性を維持するために、時間的前後を入れかえて認知するという認知の歪曲さえ行っているらしいことが、最近の脳科学で示されています。因果律で森羅万象をつじつまよく説明しようとしたとき、ヒトの世界にはさまざまの幸運・不運や不条理やなかんずく死の問題があります。これもなんとか因果律によって、つじつまよく納得せねばなりません。

その方策として、宗教は信ずる姿勢から発しました。ファントム界で説明できない、処理できない部分を超自然的な存在を仮設することで、それを因として他をつじつまよく説明しようとしました。典型的な安定化工作であり、制御の構図です。

他方、科学や哲学は「疑う」ことから出発しました。疑うとは制御からの脱走ですから、ファントムのもつ自由自在志向の純粋なあらわれであり、こちらにファントムの本質があります。しかしそのゆえに科学から哲学に進む流れは、一応のつじつま性が得られると、ただちに異論を発想して動きを始めます。つじつま性にとどまることは、科学から哲学への進化本流の停滞だと見なす傾向があり、その結果、不安定を常とします。信ずることによって、つじつま合わせをし、安定を図る宗教は敵となり、「神は死んだ」と叫ぶのが進化本流の姿勢なのです。

ふたつの流れは、そのように異なっていますが、つじつま性自体は本質として制御の志向ですから、ファントムの本質である進化本流とは相容れません。つじつま性は常に一過性であり、ほどなく崩れてしまうのがファントムの自然な流れなのです。

宗教はつじつま性の完成を常としますので、保守性のほうへ傾き、進化を妨げることで、内側にきしみを増大させ、進化への圧力が一定以上に高まると反逆の動きが生じ、新しい流れが新しいつじつま性を志向することになります。

他方、科学から哲学に至る流れは、不可知なものを不可知となします。生物学で「ブラックボックス」という概念が用いられるのは、不可知なものを不可知のままに仮に置いておくの意です。死については、死に対するファントム自身の態度について論じるという姿勢をとります。ファントム本流の流れです。

治療においては、つじつま性とそれに基づく納得とが、からだの欲求に沿ったものなので必要となりますが、それはファントム本流の不満を生みますので、一過性の安定にとどまります。治療現場においては、不満足と不安定が常なのです。そのことについては、後にお話ししましょう。

しかしここで、つじつま性についてひとつだけ、注目しておくとよい大切なことをお話ししておきましょう。それは医療の場に限らず、つじつま性が完成したと錯覚したときに、行為の暴走が始まり、大きな悔いが残るということです。ヒトの歴史上の重大な悲劇は、宗教や倫理やイデオロギーや科学や哲学のつじつまが合ったという思い込みによって引き起こされているのです。

この行為の暴走は、個人の場合にはしばしば起こります。したがって暴走行為の行為者は皆、その人なりのつじつま性を支えとしています。「盗人にも三分の理」、「正義の名のもとに行われなかった戦争はない」、「知る権利の暴走」などはそれです。

そこには、つじつま性志向の生み出す問題点があるのです。つじつま性を構築するときには必ず、その論理と共存できないファントム界の部分を意識から排除し、無意識化するからです。共存できないものは、反対意見としての制御力をもつ文化部分ですから、それが排除されることで、暴走が始まるのです。

他方、無意識化された文化は行為化から遠ざけられ、逆に生命体としてのからだへの影響力を発揮します。すべての病気に多少とも心身症の要素があるのは、そのせいです。無意識化されている文化の意識化、それによる葛藤の再生、あるいは行為化が治療に有用となるのです。

蛇足を恐れずにつけ加えますと、つじつま性とは物語の完成形であり、からだの視点から眺めると、すべてファントムの作った物語なのです。無意識化されている文化を再意識化する作業は、反対意見の物語化です。ファントム内の同属間葛藤、すなわち迷いの創生作業です。芸術は、その機能を荷っています。それゆえ、暴走の準備として、芸術活動を規制する動きが必要であることが、歴史に示されています。

なお、つじつま性追求の二種の流れについては、この本の最終章で、研究についてお話しする際に再び取り上げて、考えることにします。

暴走性

ファントム界には、からだからの制御である「つじつま性以外には界外からの制御機構がありませんので、暴走しやすくなります。それに行為性が加わると、人は人にとって狼であるという状況が生じます。そこでファントムは自前の制御機構を作り始めます。それは、ファントム登場以前に存在した制御機構をモデルとし、模したものです。少しの暴走があり、その反省から制御機構としての倫理、道徳、契約、法律、連帯などが生み出されます。すべてファントムが生み出した仮象のものです。宗教もしばしば制御の機能を果たします。

しかし生物は進化の志向の産物ですし、ファントムはその極致、純粋形ですから、対策としての制御は常に後手後手にまわります。どのような制御方法が造られても、ファントムは必ずそこを突破して、新しい自由自在性を求めます。ファントムのあるところ、安定はありません。それがファントムの本質だからです。そしてすでにお話ししましたように、不安定こそが、右往左往するがゆえに、直進というファントムの暴走行為をいくらか小さくする制御である、という自己矛盾さえあるのです。

今日、ファントムが生み出した技術とその他の行為代理物も、イデオロギーなどのファントム界も、地球を破壊するほどにまで肥大・跋扈しており、それを制御しようとする努力はいろいろとなされていますが、制御が永い時間、有効に働き続けることはありえません。

科学技術も、戦争の武器も、化学物質による汚染も、急進的イデオロギーも、連帯感が消え、個人がばらばらになっていく雰囲気も、宗教の軽視も、からだを無視したファントム界の支配も、さまざまな価値観や道徳の乱舞も、法的体制の無力化も、すべて進化という生物本来の流れの自然ななりゆきとして暴走します。ヒト種としての自分たちが生み出し、他の動物や地球環境をも巻き込んでゆく暴走の幾何級数的増大の日々の中に、わたくしたちはさしあたり生きているのです。

癌腫がある大きさになるまでは長い時間がかかるのに、いったん肉眼的にとらえられる大きさになってからは爆発的に増大するのと似ています。もう止めることは不可能です。いまは悲劇的結末を自然なものとして受け入れるための、つじつまが必要だと言えましょう。この童話もその試みのひとつなのです。

ファントムによる起死回生

進化による自由自在性で突き進み、悲劇的結末が必然となってしまったファントムとしての人間にとって、わずかばかりの希望の道があります。それはファントムが自然としてのからだを尊重し、からだを主役に引き立て、自らは舞台監督となることです。

これは退くイメージではありません。進化志向を本質とするファントムにとって、退くイメージは永く維持できません。より高みに上って、全体を見通すイメージです。これまでファントムが描いてきた絶対者「神」のイメージを少しばかり体現するのです。ヒト種の悲劇的行く末を見通している視点に立って、からだを主役にし、からだの特性を生かすべく、からだの声を聞き、ファントムの方針を定めていくのです。

それはファントムの自己規制としてのさまざまな法制化・ルール作りとはまったく異質のもので

す。本来、いのちの一部としてファントムが発達してきたという進化の原点に立ち戻り、からだとファントムとの協調関係・調和を回復する方向です。現在、世界中のいたるところで起こっている自然尊重・自然回帰の運動は、そうしたファントムからの起死回生の動きなのです。

ただし、この方向への動きは、ファントムたる概念言語でとらえられ、表現された途端に、運動自体の本質から離れてしまいます。

ファントムと、からだを結んでいるもの、切れ目なく結び続けうるものは感覚です。感覚は、いろいろな都合上、命名されて、言語化されるときもありますが、言葉であらわされたものは影であり、その実体は言語以前のものです。言語にあらわされた瞬間に、言語化以前にあったファントムとからだとの結びつきは切れてしまいます。

しかも結びついている状態では、関与している情報の質と量が言語化された場合よりも格段に多いのですから、言語化は情報の貧困化です。そしてそれがファントムの本質なのです。「語る者は知らず」、「不立文字」です。からだとの結びつきが切れることなく、そこから情報を汲み上げ続ける限り、ファントムの貧困さはいくぶんか補われ続けるのです。遅まきながら始まったファントムによる起死回生策がいかほど実りうるか、いまは舞台監督の正念場なのです。

第四章　病む側の視点からの治療

概念としての「病」の誕生については、第二章で大まかにお話ししましたが、ここではいまいちど、概念の誕生以前に戻って、病む体験について考えてみることにします。

病む動物

病むことの本質はいのちの歪みですが、ヒトの治療を考えるこの章では、少し狭く、病む動物をスタートにすることにします。それは多くの医療研究が動物を実験に供して行われていることが示しているように、病や治療を、「動物としてのヒトの病」を出発点として考えるのが医療の習慣だからです。ですから、ここでの動物とはラット・犬・猫などの哺乳類のことだと思ってください。もちろん、動物は病という概念をもっていませんから、すべてはいのちの歪みと、それに対する生体恒常性の反応、ないしはその発展形です。

ひずみを引き起こす病因は内因と外因です。異常な環境・状況が動物の神経系に、歪みとそれに対する反応を引き起こすことは日常よく知られており、通常、これが心因のモデルと見なされています。しかしこの物語では、文字の登場以後のファントムをこころと呼び、それ以前をからだと呼ぶことにしていますので、状況因は温度や音響などと同じ外因と見なします。

さて内因であれ外因であれ、いのちにひずみが引き起こされ、一定限度を超えると、生体恒常性が発動されます。その働きを三種に分けて考えるのが便利です。①因を除去する活動、②ひずみ修復の活動、③修復を助ける活動の三つです。

哺乳動物にあっては、①因を除去する活動は、内部に侵入した微生物に対する免疫活動から、別の場所に移動したり、住居環境をしつらえたりする活動までの広がりがあります。さらにその活動が別種のからだのひずみを生み出して、新たな内因となったりします。

②のひずみ修復の活動は、狭義の生体恒常性であり、自然治癒力の核です。その典型は傷の治癒過程です。

③としては、動物がうちなる自然治癒力の活動を助けるべく、状況を設定する活動があります。その中心となるのは環境の整備と退行であり、ともに生体の活動域を縮小して、生体恒常性の営みに専念できるように努めることです。典型はいわゆる「元気がない状態」です。活動域を縮小することで、生体恒常性の機能を保護するのです。

これら三種の活動は、動物実験に供される程度に進化した動物では日常的に観察されるものであり、ヒト種においても同じです。

いまひとつ、これら三種の活動を導くものとして内部感覚があります。不快な感覚としては痛みやだるさなどがあり、快の感覚との間で移り変わることで、先にあげた三種の活動の道しるべとなります。おそらく動物においても、こうした感覚はイメージ群を形成しているのでしょう。こうした内側の感覚の導く力は、進化を誘う環境状況の動きとまったく同じものであり、直接に（意識されることなしに）三種の活動を誘導します。動物でもヒトでも変わりはありません。

そしてこの感覚、なかんずく不快の感覚は、導きの力、シグナルですから、くり返し練磨することにより鋭敏になりますし、有益な作用を果たすと、さらに練磨が進み、さらに鋭敏になります。あらゆる技術の向上に際し、この練磨は必須のものですが、内部感覚もまた同じ経過で練磨されてゆきます。

逆に有益な導きの結果をもたらさない場合は、感覚それ自体が生体にとって内因となりますので、自動的に鈍磨します。自家麻酔です。この現象は、慢性疾患において通常、見られます。苦訴・症状の減少・希薄化です。慢性疾患では、健康の回復に伴って、苦訴・症状が増えるという奇妙な現象さえ起こります。

さらにヒトにあっては、ファントムの登場により事態が複雑になります。

因を除去する活動

原始生命体であるアメーバが、どのようにして外敵や環境の変化から身を守ろうとしていたかを想像してみましょう。それは外因との闘い・逃亡・排除などであり、それぞれの機能は進化の歴史の中で発展し、精緻化されてきました。免疫・炎症・壊疽・嘔吐・下痢などはその例でしょう。

そうした因を除去する活動は、生体の一部分の機能の異常な亢進の姿をとりますので、一見したところ、自然治癒の活動自体が病の本質だと誤認されがちです。さらに、闘いとしての一部分の機能亢進は、他の機能に対して歪みを与えますから、二次災害として内因となります。ことに機能亢進という、この進化の産物が暴走を始めると、破局的な生体の崩壊へと進みます。

医療は自然治癒力を保護しつつ、それを助けようという本来の意図のほかに、機能亢進の有害性を少なくし、かつ自然治癒力の暴走を防ぐという微妙な判断と行動選択をせねばなりません。その上、因を除去する目的の治療技術、たとえば薬物や手術などは、外から生体に加えられる歪みですから、必ず外因となります。

生体はそれに新たに対処せねばなりません。治療は有益であるときでも、無効のときでも、必ず生体に対して有害な作用をもたらすのです。そして副作用として表現されるのはもっぱら生体の対処反応であり、歪み自体ではありません。さらに歪みを引き起こすのは副作用ではなく、その薬物や操作の本質的な作用なのですから、治療者は自身の用いている個々の薬物や治療操作について、常に心を留め、治療の名のもとに、どのような歪みを引き起こしているかを、五感と想像力を駆使して推察する必要があります。客観的なチェックリストや検査法などを用いていては手遅れなのです。しばしば、取り返しのつかない結末に至ります。

ひずみ修復の活動

これが自然治癒力の中核部分です。復旧の活動です。失われたものを復旧したり、ゆきすぎたものを減らしたりする活動です。そしてこの活動部分は、ほとんど目立つことがありません。なぜならこれは、いのちの成育活動の援用だからです。

いのちの成育の活動は、本質としてめざましいものなのに、表出上はほとんど目立ちません。同様にひずみ修復の活動も目立つ部分は少ないのです。ただし順調な成育が進行しているときの個体、たとえばお乳を腹いっぱい飲んで、安らいでいる赤ん坊には、他では見られない、いのちの輝き、見る者を心地よくさせる安らぎを伝えてくれるオーラのようなものがあります。この味わいをしっかり記憶しておくと、ひずみ修復の活動が順調に進んでいるときの個体には、同じ安らぎとオーラが出ていますから、この雰囲気があるときは余計な手出しをせず、ただ祈るような気持ちで見守るのが最良の医療手技となります。

ひずみ修復の活動は単なる復旧ではありません。ひとつには、修復にしばしば限界があるからです。その場合、欠損を残した修復、すなわち障害という状態が固定します。そして、その新たな状況に対しての適応や学習が生じます。

いまひとつ、過剰な修復がなされる場合があります。負荷をかける活動は必ず一過性の障害を引き起こし、それに対して過剰な修復が生じます。筋力トレーニングや免疫の成立などは、その例です。そしてそれもまた新たな内部状況として、生体に新たな適応システムの構築をうながすのです。

「運動は健康に悪い」という逆説は、そこを指し示しているのです。

ひずみ修復の潜在力には個体差がありますので、障害が大きく残ったり、小さかったり、過剰修復にも大小がありますし、この潜在力こそは進化力の中核でもあります。

ひずみ修復の活動を抱え助ける活動

ひずみ修復の活動自体はほとんど目立ちませんが、そのとき目につくのは、修復活動を保護し、抱える、生体の活動です。

この活動は二種あります。ひとつは、発展した、いのちの活動部分のうち、ひずみの修復や、いのちの保全という当面の目的から見て、不急不要部分を切り捨てる縮小処置です。多くの場合、機能の停止や低下ですが、時としては肉体の切り捨てが選択されることがあります。これは成育の過程で、既成の一部分を切り捨てて、全体の調和や機能を促進するようにプログラムされているアポトージスという現象と類似しているだけでなく、一部連続しています。

最も日常的に見られるのは、活動の縮小です。「疲れた」と寝ころんでいるのは、その典型です。極端な場合は意識の消失です。植物状態で数年が過ぎて後、よみがえる人が時として見られることから、植物状態も極限的な抱え活動なのかもしれません。ともあれ、こうした活動縮小状態を目にしたとき、それに干渉することはきわめて慎重であるべきです。このテーマを考えるべき典型例は、うつ状態への治療介入です。縮小している活動を拡大するという治療目標の是否について個々の事例ごとに考えてみる習慣が必要です。

そのとき、ヒントになるのは、ふたつめの活動です。修復活動を抱え保護する活動の中には、外界に対し、抱え保護活動を要請する動きがあります。依存性の出現・要求過多・訴えの増大などは、それです。治療者が毎日、出会っている現象です　つまり依存性は本来、からだからの自然な自助活動なのですが、ここにはコトバというファントムの参加が増えますので、事態は難しくなるのです。それについては、後にお話ししましょう。

いのちは、学習という情報処理活動の集積なのですが、それが最も典型的にあらわれるのは、この修復の活動を抱える活動の領域です。ここでは収蔵されていた学習機能が登場しますので、その個体の学習の歴史が露呈することになります。病んでいるときには、からだとファントムの両面で「その人らしさ」が顕著になるのです。

第五章　ファントムの登場

ファントムが登場しますと、生体のひずみのある部分を切り取って、命名します。命名することで、病概念ができ、実体化されます。「風邪」「腹下し」などがそれです。

しかし同じ風邪でもいろいろな性状があるとか、時間とともに移り変わるとかで、風邪というひとつの命名ではコミュニケーションが粗くなるので、「鼻かぜ」とか「熱が高い」とか「痰が多い」とかの特徴を（これも命名ですから）つけ加えて、次第に概念が明細化され、それとともに実体化が進みます。そうすることでデジタル化や対象化が進み、ヒトは自分の病を対象化して眺める視点を得ます。

つまり、ファントムが登場することで、ヒトはいのちを生きる主体の側であるような、しかしそのいのちを対象化する他者の目でもあるような機能を得ます。医療者はこのファントムとかかわることになりますが、それについては次章でお話しすることになります。

他方、動物としての内側のイメージが導く三種の働きは、いのちとしての体験の世界であり、それは実在として存続し続けますから、ヒトは病を対象化し、実体化したものと、体験という実在の病との二重性を生きることになります。この二重性が生じると、いよいよ第三章でお話ししたファントムの作用が登場してきます。

ファントム因

病の状況にファントムが参入することで生じる混乱は、いのちの世界にファントムが参入することで生じる混乱の縮小版、フラクタル構造です。それは通常、「心因」と命名されている事象です。ただし現在の治療現場で、「心因」と呼ばれている事象は、ふたつの「因」の混在物です。

そのひとつは状況因です。いのちが常に接触している外界状況のうち、いまだ十分な適応学習が完成していない外界状況が状況因となります。この物語では、外因に組み入れている部分です。つまり、からだの領域です。新しくて不馴れな外界状況の典型例は医療の場です。病人と呼ばれる役割となることは状況因を負わされることであり、必ず反応が生じます。

いまひとつは、動物として病んでいる、からだの世界へファントムが参入してくることで、統一体としてのからだの世界がファントムによってかき乱されることです。医療現場を最も難しくしている「因」です。これを「ファントム因」と呼ぶことにします。

ファントム因の要点とは、いのちの世界にファントムが参入することで生じる混乱と同じものですが、いまいちどくり返してお話ししておきましょう。

内因と外因（状況因を含む）によって引き起こされた、からだのひずみに対して、からだはすでに学習されているシステムを用いたり、あるいはもがきを介して、新しい学習を獲得したりして、ひずみ修復の活動を行います。それは自然治癒能であり、保守の活動として、それぞれの個体なりに確立しています。

他方、ファントムは自由自在性を本質としますので、旧来の学習の蓄積である自然治癒のプロセスに従うことを束縛と感じ、独自のファントム活動を行い、しかも本家である保守のシステムを支配しようとします。からだとこころの葛藤の図です。

この葛藤図は、ヒト種のいのちの日常にとって不可避のものですから、当然、病という特殊状況においても普遍的に存在しますし、ファントムは危機状況を乗り越えるという進化の産物でもありますから、危機である病の状況では、ことに活発に活動し、葛藤が激しくなります。「心身症でない病はない」のです。

ファントムの活動は、その本質である「実体化」「デジタル化」「二次音声化」「行為化」「つじつま性」「暴走性」の形で行われます。そうした機能を用いて、ファントムは「因を除去する活動」「ひずみ修復の活動」「ひずみ修復の活動を抱え助ける活動」に従事します。

ただし、この三つの領域で活動するという形式は、ファントムが、からだの活動からの要請で行うものですから、ファントムにとっては束縛の一種です。ついにはファントムは、この三つの領域という形式からも飛翔しようとします。それはファントムにとって必然であり、自然なりゆきです。

では、ひとまず三つの領域それぞれについて、ファントムの活動と、それが生み出すからだとの葛藤について、お話ししましょう。

因を除去する活動

からだの世界では、因を除去する活動は無意識の学習パターンによって行われますが、ファントムは意識ですから、ひずみの因をファントムなりに想定して、それを実体化・デジタル化することから始めます。たとえば本態性高血圧症を考えてみましょう。

高血圧症は頭重を含めた、さまざまな苦訴をもたらすので、高血圧症を因と想定します。高血圧が続くと、いろいろと身体臓器の障害も起こってきますので、これを因として処理（治療）するのは正しいように思えます。しかし、しばらくすると高血圧は遺伝体質と生活習慣を因として起こってくると分かってきて（正確には、そう想定するほうがつじつま性が高くなり）、生活習慣病というかけ声（二次的音声化）と、政府が旗を振る大合唱（暴走性）が生じてきます。そうなると束縛性が生じ、ストレスとなるので、サプリメントを買いあさったり、「好き勝手に、太く短く生きるさ」と言ったりするファントム本来の動きも出てきます。医療が信仰の対象でなくなり、病と治療についてのさまざまな物語が乱れ飛ぶ昨今の風潮は、ファントムの自由自在性が生み出した不安定であり、ファントムの本質に由来しています。

さらに状況因に対するファントムの対処は、ヒトの病に一大領域を産み出します。からだの世界では状況因に対し、無意識野に蓄積されたパターンやもがきで対処しますが、ファントムは状況を切り取り、命名し、デジタル化して対象化します。そこへ、文字文化を経て学習された価値観・道徳観などの文化からの解釈・意味づけが行われます。それらはしばしば、からだ界の無意識野のパターンと葛藤します。

このとき、からだすなわち、状況因を処理するのが専門の臓器として進化してきた脳、の無意識野のパターンと、同じく脳の機能の表出であるファントムとが葛藤するのです。さらにはファントム界のつじつま性を築く過程で邪魔物となり、排除された二次的無意識も加わり、脳は三つ巴の葛藤になんとか折り合いをつける活動をせざるをえません。それはほとんどの現代人にとって、生活習慣、言い換えると脳の生活習慣です。

ヒトの脳は、そうした生活習慣葛藤を処理できるほどに高度に発達していますが、それでも、脳の生来の資質にはそれぞれ特質がありますので、大性の脳の資質に不向きな生活習慣葛藤の処理を続けますと、脳という情報処理コンピュータ自体が参ってしまいます。通常、こころの病気と呼ばれるものがそれです。病の結果がこころと呼ばれる機能領域に表出されるだけであり、本質は、脳の機能低下や情報処理の混乱の病、脳のひずみなのです。もちろん表出されるこころの病の姿は、脳のひずみと修復の活動や因を除去する活動のからみ合いがファントム界に映し出されたもの、すなわち本質である脳の病態の影です。

つまり、こころの病気とは、典型的な脳の心身症であり、生活習慣病なのです。そして遺伝を含めた天性の資質に無理のない、相性のよい脳の生活習慣に変えることで、脳というからだは自然治癒、すなわち自ら、ひずみを修復していくのです。修復が不十分な場合は、脳機能全体を縮小することで対処します。こころの病の慢性化とは、内側への適応の結果です。調和です。

ただし、こころの病気と呼ばれている事象には、三つ巴の葛藤状況に折り合いをつけようとしての格闘部分、ことにそのファントム部分も反映され混在しています。これはファントムにとっての本来の活動です。そうしたものは脳の心身症として扱われるより、ファントムの活躍・別名「悩み」と命名され、悩み活動に脳が耐えうるなら、従事した脳の過剰修復も加わり、その悩み活動は「生き甲斐」というファントムの喜び、ひいては新しい文化を生み出すことで、いのちの革新志向の喜び・満足を生むのです。「みんな悩んで大きくなった」は、このことを指します。

こころの病はこのように二種の混在状況、いや二種の側面をもっていることを意識しておくことが良質の人生への道です。ちなみに、この良質・低質とはファントムの尺度で測った判断です。

ひずみ修復の活動

ひずみ修復は自然治癒力の世界ですから、ファントムの出番はありません。しかし自然治癒が進んでいるとき、その進捗状況はファントムの変化としてあらわれます。いのちの回復がファントムに力を供給しますので、ファントム活動も復活してきます。そのとき、まずどのような活動が力を得てくるかに、個体差があります。思考系がまず立ち上がる人もあれば、イメージ系、感覚系、運動系（ここにもファントムは関与しています）、社会活動系等々です。

治療者としてのわたくしの経験上、脳の回復の指標として最も普遍的なものは好奇心の出現です。それは赤ん坊の成育過程のフラクタルであり、中枢神経の進化過程のフラクタルです。そして好奇心の表出がどの系にあらわれるかに、資質に由来する個体差があるわけです。

どのファントム活動が最有力になるかで、その後のファントム系に質的変化を生じます。「病の体験が、わたしを変えた」はその例です。「どん底体験が、わたしのその後を変えた」もまったく同じ意味です。なぜなら、病もどん底も、ファントムによる命名が異なるだけで、同じいのちのひずみだからです。

ただし、そのような変化が生じるのは元来、柔軟なファントムの性質が保持されている場合の順調な流れです。多くのファントムは、文化により汚染されて、硬化し、保守的になっており、いのちのひずみ修復からの影響をこうむることに抵抗します。病以前の活動を取り戻そうとします。そうなると古い葛藤状況が再びくり返され、ひずみが再現されます。このくり返しにより、いのち全体の活力は確実に低下していき、ファントム自体も型は変わらないまま、力を失っていきます。

通常、慢性化とか、障害と呼ばれる病の結末、いのちの燃えかす状態になぞらえられる表現形の中にはいくぶんか、このファントムの抗いの作用があります。ファントムが文化汚染から脱すると、障害風の表現形が変化します。そして、いのちの活力が戻ってきます。その典型例は「悟り」と命名されています。

だがすでにお話ししましたように、ひずみ修復の活動は完全な復旧に至らないことも少なくありません。欠損を残した修復、すなわち真の障害もあります。このときも、ファントムが本質としての自由自在性を善用し、文化汚染を脱するならば、「悟り」の人生は可能です。「居直り」や「自己受容」、「脱皮」などのさまざまな名称で呼ばれているものは、治療の視点からは同質のものです。

以上、ひずみ修復の活動に、ファントムは添うのが好ましく、さまたげないことが肝要であることをお話ししました。そして、その方法としては、ファントムの中に「からだの声を聞く」というファントム活動を築くことが不可欠なのです。この点が、この物語の治療論の核心のひとつですので、あとでくわしくお話しすることにしましょう。

ひずみ修復の活動を抱え助ける活動

いのちのひずみは、ファントムにとっても心地よいものではないので、なんとか対策をとろうとします。ファントムは自由自在なので、いろいろな方法を試みます。これが「迷い」と呼ばれている状態です。これは、からだのもがきを模したものですが、迷いの状態はしばしば自然治癒力の妨げとなりますので、その際には、迷いを終息させることが必要になります。

病と名づけられたひずみに対しても、ファントムの迷いが発揮されますが、終息の方策としては、反対のつじつま性の希求、納得の希求が選択されます。そして、つじつま性の希求は、信ずるの方向（宗教への道）と、疑うの方向（科学・哲学への道）とに分かれます。いずれの方向も、つじつまの合う因果律を求めます。

まず信ずるの方向は、外部文化を信じ、取り込むことと、外界対象を信じ、依存する形とがあります。

外部文化を取り込む形では、さまざまな民間療法を追い求める形がひとつと、さまざまな考えを取り込む形があります。民間療法を取り込む形は、日常よく見られます。これはもがきですから、からだに合う民間療法に出会うと、愛用薬や、わたしの健康習慣というものを得ることになり、的中する出会いがないと迷いの旅が続き、不安を増大させます。

もうひとつの、考えを取り込む方法として「意志あるところに道通ず」、「病は気から」、「良薬は口に苦し」などの精神主義があります。自然食運動なども、ここに分類できます。こうした考えへの信仰は一見、確かな悟りのようですが、本質としては悟りとは逆なのです。悟りはファントムの自由自在性への回帰をもたらしますが、考えへの信仰はファントムを硬化させる文化汚染となります。両者を識別するのは難事です。自在性とパターン硬化とは、味で見分けるしかありません。自在性を得ている個体には赤ん坊と共通するオーラがあります。悟った人を「赤ん坊のような」と形容するのはそのせいです。

外界対象を信じ、依存する形としては、宗教と医療があります。それらが示すつじつま性を受け入れ納得し、信ずる動きは、自然治癒力の作用なのかもしれません。なぜなら納得し、信じるという働きが、ことにファントムの無意識部分で作動すると、自然治癒は促進されます。プラシボ反応と呼ばれるものがそれです。プラシボ反応は、本質としては生体すなわち、からだ側に主導権のある自然治癒活動の一端なのです。

現在では、宗教や医療が信じ、依存する対象としての役割を荷いにくくなってしまい、信じて依存しようとする志向は民間療法に流れ、それでもある程度の治療効果をあげていることの一部分には、プラシボ反応という生体側の知恵が作用しているのでしょう。

そうした利点がありながらも、信じるというファントム活動には副作用があります。ひとつは、からだの声を無視することにより、ひずみの修復活動を妨げたり、因の発見が手遅れになったりすることです。心身症のファントム因として有名な感情失読症（アレキシサイミア）はその典型例です。

いまひとつは、二次的音声化を用いたファントムからの指令に、からだの側が適応させられる面です。「ファイト！」などのかけ声で頑張っている運動選手は、その典型です。ファントムの指令に従うことで、からだは予備力を発揮します。これは緊急事態用の、あえてからだをひずませて行う活動です。「火事場の馬鹿力」はその例です。

こうした緊急用のひずみ発揮の後は、休息による予備力の充電が必要なのですが、ファントム支配が続くと、予備力の発揮を持続せねばなりません。運動選手や受験生はその例です。言わば緊急事態が常態ということになり、ひずみ修復の活動は、過剰修復・肥大となります。それは結局は生体のひずみですから、病的なものです。それを維持することができる天性の資質があるか否かで、幸・不幸が決まるだけです。不幸な場合を「燃えつき症候群」と呼び、それはファントム活動のあらゆる面で、ということは、脳に限らず、からだのさまざまな部分の機能低下の形で、出現しうるのです。ここで欠けているのは「からだの声を聞く」というファントム活動です。

いまひとつの疑うの方向としては、研究的姿勢があります。試行錯誤しながら、結果をもとに判定し、疑問をもとに試行をくり返すというファントーム活動です。これは迷いや、もがきを有効に活動に結びつけていますから、言わば迷いへの居直りです。

そしてこの迷い常在というありようは、結果判定に「からだの声を聞く」姿勢が用いられるならば、「からだの具合」で結果判定をしますから、自然治癒を抱え、助ける活動となります。他の文化的価値の指標、すなわちファントムの指標である「勉強ができるようになった」、「記録が伸びた」、「登校できるようになった」「前向きに考えるようになった」などが結果判定に用いられるならば、自然治癒力を妨げているかもしれない試行錯誤活動となります。

総じてファントムが、ひずみ修復の活動を抱え得ている場合には、「気分がいい」という感覚が生じます。それは安らぎのオーラを内部感覚としてとらえたもので、実体は同じものです。

からだの声を聞く

ひずみ修復のからだの活動を妨げず、助けようとして、からだの声を聞くことは、ファントムがからだに支配されている事態ではありません。なぜならファントムはやみくもに自由自在でありたいわけではなく、自身の選択で有効な動きをしたいという欲求だからです。からだの声を聞いて、ファントムが行動を選択し、よい結果が生じたときの幸せ感は、からだのよい気分というより、むしろファントムの満足感なのです。ファントムは、つじつまが合い、納得できる有効な動きならば、満足感をもって、自爆テロすら行うのです。人間は、ヒトという動物ではないファントムなのです。

さて、からだの声を無視する習慣を続けてきたファントムが、からだの声を聞くには、若干のトレーニングが必要になります。最も役立つのは、花を相手に行う五感トレーニングです。花を目で眺め、香を嗅ぎ、頬ずりして感触を確かめながら、頬と花の触れる音を聞き、花の蜜をなめてみるのです。もちろん、こうした五感トレーニングの相手は花でなくとも、犬、猫のペットや、茶器などの物品でもよいのですが、ひとつの対象に五感の多くを併行して動員できる対象を選ぶのが有効です。最も手近かな方法は、料理をすることです。

五感トレーニングは外界対象を相手に行うのですが、感覚とは結局のところ、自分の目耳鼻舌皮膚で感じるわけですから、自分のからだへの注意・感受性を育てます。

これを続けながら、自分のからだの奥のほうへ、いまの感覚を好むか好まないかを問いかけてみるのです。語りかけるような気分で問いかけてみます。「眺めていて気持ちいい？」、「いつまでも聞いていたい音かなあ」、「からだに合う味かなあ」、「嗅いでどんな気分になる？」、「まだ触りたい？」などと問うてみるのです。ゴルフの練習などと異なり、さほど長いトレーニングなしに感覚は鋭くなります。このことから、こうした内部感覚は元来、備わっているのに、無理矢理に無視されてきていたのだということが分かります。

からだの声を聞く方法として、「Oリングテスト」という技術があります。Oリングテストで薬が自分に合うか合わないかを判定する際に、無心で行うことが大切です。試みに「効くだろう」「効かないだろう」と思いながらOリングテストをすると、思ったとおりの結果になってしまいます。つまりファントムは、からだの声にまで影響を及ぼすのです。ミニミニ心身症です。

漢方薬などは、口に含んで飲み込む際に、香と味と喉の通り具合を問うてみると、良薬つまり、からだに合った薬は心地よく飲めることが判ります。「良薬は口に苦し」とは「苦あれば楽あり」と同じく、緊急事態にのみ有効な言語文化であり、通常は、からだの声を聞いて判定するほうが正しいことが分かります。

心理学の技法の中にフォーカシングという方法があり、それは心身統一体の体験を正しく把握する方法ですが、からだの声を聞く方法としても優れています。

からだの声を聞くことを実行する際に、ちょっとしたコツがあります。それは「からださん、語って。声なき声で語って」とからだに呼びかける。実際に声を出さず、こころのうちで呼びかける）のです。「からだの声を聞く」という意識状態ではファントムが主体で、からだは受身の対象の役割です。「からださん、語って」と頼むときは、臨時にからだを主役にして、ファントムは聴衆になるのです。このことはファントムが受身の立場になることであり、ファントムにとって不快なことのはずですが、そうした舞台をしつらえているのもまたファントムなのですから、本質としては受身ではないのです。すべてをファントムが取り仕切っている自由自在性の極致です。

そしてその最終成果は、芸術の出生です。芸術はファントムが、からだに主役を譲る形で生み出した統合形態です。したがって、ファントム界すなわち文字言語、の発生以前の五感活動は単なる写実であり、芸術ではありません。同様に、からだ界を主役にしていない表現活動は単なるファントム活動であり、芸術のもつ統合作用をもちません。このことはすでに第一章でお話ししました。

統合作用としての芸術の役割は、「治療」という営みにおいて、患者にとっては、治療の重要な部分であり、治療者にとっては、治療活動にとって不可欠の要素です。そのことについては次章でお話しすることになります。

からだの声を効く習慣をもっていると、ファントムは細やかで謙虚で柔軟になり、「人間らしい」と言われるような雰囲気になります。からだの声を聞かず、ファントムの自由自在性だけで動いていると、「人間らしさがない」雰囲気になります。形容があべこべです。動物は常にからだの声のままに動いているし、ファントムは人間独自のものだからです。「人間らしい」雰囲気の人は動物と交流しやすいし、「人間らしくない」雰囲気の人は、動物を物品のように扱うことからも、形容があべこべであることが判ります。

第六章　治療する側の視点からの治療

プロローグ

久しぶりに父と子は森を歩いた。子の夏の帰省に、どちらからともなく誘い合い、懐かしい森を連れ立って歩いていた。木洩れ日や木々を揺らす風が心地よく、二人の間に溶け合う気分が生じ、ずっと以前、若い父と幼い子が同じ森を歩いていた記憶と重なった。二人の間のわだかまりも溶けてゆくようであった。

父は幼くして母親を、思春期に父親を亡くしていた。どちらも不適切な医療のせいであった。子はそれを知っていたので、父が医師への道を進むように望んだとき、無理からぬ思いを理解でき、医学生となった。しかし父の思いで人生を狭められてしまった、とのわだかまりが残ったのだった。

子はちょっと首を振って、連想を振り払い、溶け合いの気分へもどった。昔は父の先をはしゃぎながら歩いていたのに、気がつくと父が楽しそうに先立って歩いていた。木や花の名を父に教えてもらった日々のこと、祖父母の思い出を聞いた日のことなどが、次々に想い浮かんだ。

ふと妙な気配があった。歩いている父のからだのリズムが乱れた。しばらくすると、スーッと身をかがめるようにして座りこみ、胃のあたりを押さえている。「胃が痛い。朝、食欲がなかったので、コーヒーだけを飲んできたのがよくなかったようだ」と父は言った。表情が苦しげで、顔色が白っぽく見えた。胃出血だろうかと子は思った。まだ基礎医学の授業しか受けてなく、知識がないのが心細かった。乏しい医学知識を総動員して、父の病状を理解しようとしたりした。

父を抱えるようにして、林道まで出た。昔と違い、立派に舗装されていた。父は立っているのも大儀そうで、額に汗が噴き出ていた。携帯電話で救急車を呼び、母にも連絡した。到着を待つ間は長い時間であった。携帯電話もなく、林道も舗装されていなかった昔だったら、どうなっていただろうと思った。ふと、あのときのウサギはどうしたのかなあ～と浮かび、こんな緊急のときになぜウサギのことなどを思い出したのだろうと、慌てて打ち消した。

救急車の中で、子の手を握りながら、父は浅い息をして無言であった。病院には母の姿があった。緊急検査の結果は心筋梗塞であり、即刻入院となった。病状は一進一退したが、五日目に父は死んだ。

危篤状態の父は、いつものメロディをかすかに口ずさんでいた。父が一人でいるときや、風呂の中などで、よく歌っていた鼻歌であった。なんのメロディなのか、母に聞いても判らなかった。新婚のころに問うても教えてもらえなかったらしいが、悩んだり苦しいときに決まってそのメロディを歌っていたらしく、父の実父母との想い出に連なる歌なのだろうと母は推察していたと言う。子は、自分が医師になっていて問うたら、教えてくれたかもしれないと、そんな気がした。

大学に戻る日が近づいていた。医学の道が自分に馴染む、溶け合う気分になっていることに気がついた。だがそれを母に語ることは控えた。なんとなく、それが正しい選択であると感じた。

治療する側とされる側のかかわり

くり返しお話ししていますように、自然治癒力を備えているのは、病む側のからだ（からだP）だけです。治療の中核です。病む側のファントム（ファントムP）も、治療する側のからだ（からだT）も、ファントム（ファントムT）も、自然治癒の中核である病む側のからだPに奉仕するのが正しいあり方です。

その奉仕のかかわりのうち、からだPとファントムPのかかわりについてはすでにお話ししてきましたので、他のかかわり、すなわち、からだPとからだT、そしてファントムPとファントムT、ファントムPとからだT、からだPとファントムT、最後に治療する者の内側でのからだTとファントムTのかかわりに分けて、治療のあり方をお話ししてみましょう。無論、これらすべては互いにからみ合って、ひとつの状況を作りますので、これからのお話は、話を進める都合上、無理に単純な図柄にまとめたにすぎません。

からだPとからだTのかかわり

病むからだPはSOSの信号を発します。他者のからだ、プロローグでは子のからだへ、治療の場ではからだTへ向けて、信号を送ります。と言うより、正しくは、近くにいる、からだTの感受性との組み合わせでSOS信号が成立するのです。

この信号系は単に車にひかれた猫を他の猫がなめている状景と同じものであり、生き物に広く備わっているパターンです。その起源は、添い寝している赤ん坊の異常にふと目が覚める母の感性や、足音に集まって口を開ける鯉と、餌を投げたくなる子どもとの間にあるものと同じであり、さらに連想すると、一斉に向きを変える鰯の群れや、蛍の発光の同調や、ボルボックスの群体内部での信号系にまでさかのぼることができます。コトバ以前の、この共鳴・共振れが治療の原点です。

これが、からだPの自然治癒力を十全に発動させる最大の要件なのです。プラシボ効果が医師によってバラつきがあることや、癌への心理療法の効果の大きな部分は、ここに由来しています。

それよりも重要なのは、ここが治療行動を含めた援助行動の原点ですから、治療される側もする側も折に触れ、この原点に立ち戻ることが大切だということです。

このかかわりは溶け合いのかかわりであり、大部分が無意識のプロセスであり、からだTの声をファントムTが聞き取った結果の感覚としてしか認知されない状況なのです。「気持ちがよくない」、「しっくりしない」、「何か変だ」、「おやっ?」などと言語化されうる、しかし通常はいまだ言語で把握されていない気分の水準です。このからだTからの警告をファントムTが無視して、いまの治療を続けると、大きな悔いを残す結果になります。

患者側への助言としては、①相性の悪い治療者(からだPと溶け合わないからだT)から離れることが、あなたの自然治癒力にとってプラスとなります、②しかし治療者の技術（ファントムT）が他をもって替ええないものであるときは、その技術からの利益が自分の自然治癒力の受ける害を上まわるものならば、我慢してつき合うしかないでしょう、の二点です。

治療者側への助言としては、①溶け合いのかかわりができないなら、もう一度、自分がこの役割や仕事を選択した人生の動因のところへと立ち戻ってみるといいのです。プロローグの医学生は、父との死別の体験を経て、初めて医師という職業への動因を得たのです、②溶け合っていくのに違和感のある患者とは別れるのがお互いのためなのですが、医の倫理というファントムの観点から、それは許されていません。

そこで、これも後でお話しする患者のからだPとファントムPの協調関係を作ってあげる治療を行うと、それは患者の中に健全な統合を作ってあげることになるので、統合された心身が、治療者を捨てることを自主的に選ぶ流れになります。

ここで、からだPと、からだTの溶け合いのかかわりを育てるトレーニングについてお話ししておきましょう。

それは「患者の身になる」という言葉で教えられた方法の具体策です。患者の身になる体験としては、自ら病を得たり、入院したりする体験があります。それは医療者のセンスに一大転換を来たすことがしばしばあります。ただし、それは根源的変化であるとはいえ、日々トレーニングするわけにはいきません。

トレーニングとしては、「身を重ねる」イメージトレーニングです。患者のベッドに寝てみると、寝ている患者の日々がイメージできます。祭りで同じ衣装を着けるのは、溶け合う雰囲気作りの工夫なのでしょう。また患者と同じ姿勢で同じ方向を向いて座ると、横並びになり、視野に映る外界が同一になることから、溶け合う雰囲気が生じます。試みに、患者とベンチに横並びに座ってみると、いままでの「あなたとわたし」の関係が「わたしたち」の関係の雰囲気に変わります。

恋人同士にはベンチが似合います。また「子は親の背中を見て育つ」というのも、親と子が同じ方向を見ている状況だと、向かい合っている際の対立の雰囲気が消え、からだの溶け合いを容易にするのかもしれません。プロローグの父子は同じ方向を向いて歩いているときは溶け合いの雰囲気が大きく、対面しているときには個別化の雰囲気が大きいはずです。

そうした効果を生かそうとして、面接室の椅子を対面ではなく、九十度の向きに置くのは、心理治療で普通に行われていますが、一般の診察でもレントゲンフィルムを二人で並んで眺めるなどのとき、溶け合う雰囲気が出現するはずです。それを生かすのに、たとえば血圧計の水銀柱を患者の見える位置に置いて測定するなどの工夫は、言葉を用いた心理療法よりも、はるかに優れた溶け合い関係への誘いです。臨床検査のデータや心理テストの結果を説明する際にも同じ工夫が可能です。言葉を介さない無意識から無意識へのコミュニケーションが、からだPと、からだTとのコミュニケーションの最深層だからです。「二人で同じものを見つめる」は、実際からメタファーにまで広がる溶け合いのコツであり、インフォームド・コンセントの手法などは、これに比べると中途半端な方策であると言えます。ここからいろいろな工夫が生まれます。

ファントムＰとファントムＴのかかわり

からだ同士のかかわりが治療関係の自然発生的起源なのですが、現行の治療関係はファントム同士の契約関係なのです。たてまえ・法律上、治療はファントムという仮構的存在同士の契約なのです。そしてファントムはともに自由自在性を志向しますから、契約とは自由自在性の部分的放棄です。不自由が生じるのです。

そして治療の結果が成功となると、からだＰ、ファントムＰ、からだＴ、ファントムＴすべての喜びにより、不自由は無視されます。しかし結果が好ましくないとき、契約という不自由への双方の恨みが噴き出して、怒りとなります。

技術者であるファントムＴはファントムＰと契約をしますが、実際の治療対象は自然治癒力をもつ中核、からだＰなのです。そしてファントムＰは、からだＰについてもいろいろな誤認をしています。心臓の痛みを胃の痛みだと誤認し、朝のコーヒーと因果論で結んだ物語を作っています。そのの誤りを抱えたファントムＰが、胃の治療としてファントムＴに治療を依託するのですから、治療契約関係の実際は、いろいろなズレを抱えたまま出発することになります。

この状況の解消としてファントムＴが行うべき治療操作は、ファントムＰが、からだＰと統合されるように、ファントムＰを、からだＰの声を聞く方向へ誘導することです。ファントムの注意を、からだ内部の声へ向け変えるさまざまの質問をするのが、「問診」の治療法としての側面です。問診は単なる情報収集ではなく、患者の心身の統合を作る心積もりでなされるべきです。そうすることは、ファントムＰとファントムＴとの出発時点でのズレを解消し、治療に役立つ関係を作る手順でもあるのです。この部分については、次章で再度、お話しします。

ファントムＰとからだＴのかかわり

ファントムＰに対して、からだＴが反応するときがあります。このとき、ふたつの場合があります。①からだＴが、からだＰと溶け合う関係を作っているときは、からだＴはからだＰを代弁します。したがって、からだＴがファントムＰと作るかかわりの快・不快は、からだＰとファントムＰとの関係をほぼ反映したものとなります。ファントムＴは自らのからだＴの反応を手がかりに、からだＰとファントムＰとの関係の快・不快を推測し、診断することができます。「それじゃ、あなたのからだが可哀想だ」、「無理しないでね」、「自分を大事にね」などのセリフが、ファントムＴから適切に発せられるのは、このような状況のときです。

②からだＴが、からだＰとの溶け合う関係を作っていないときには、からだＴの快・不快は、からだＴにとっての快・不快な外界、すなわちファントムPを映し出します。医師への道を強要し、それを喜んでいるプロローグの父のファントムは、子のからだにとって不快なものであり、幼い日の森林浴の際の父のファントムは、子のからだにとって快なる外界だったのです。

ここでファントムＰとからだＰとが結合されているなら、結合体としてのＰにとってからだＴは溶け合えないものとなり、ファントムＴとの関係が良好であっても本質としては相性の悪い治療者患者関係となり、プラシボ反応が起こりにくい治療効果のあがらない治療になってしまいます。治療者の交代が望ましい事態です。

からだＰとファントムＴのかかわり

ここは治療の主たる場です。言い換えるとファントムＴはファントムＰから、からだＰの治療を依託されているのです。その依託のもとにファントムＴはふたつの作業を行います。

①そのひとつは情報収集です。観察やそれを補う諸検査をもとに、からだＰの状況を把握しようとします。しかし、それだけでは治療に結びつきません。観察や検査によって得られたデータは、時間経過や因果図でまとめられた、ひとつの物語とならねばなりません。物語の作成のために、医学知識という文化が必要ですが、優れた治療プランナー、物語作成者であるには、それだけでは不充分なのです。そのことについては、からだＴとファントムＴのかかわりのところでお話ししましょう。

②ふたつめは治療の実際です。ファントムＴはさまざまなファントムを用い、また文化産物である行為代理者、すなわち薬物や治療手技を用いて、からだＰに働きかけます。ここが狭い意味での「治療」であり、この物語の核心ですから、次章でくわしく取り上げることにしますが、ここでも

また、からだTとファントムTの関係が重要となります。

からだTとファントムTのかかわり

治療者もまた、からだとファントムとから成っています。ですからここでもう一度、以前の第一章と第三章でお話ししたことを思い返してみてください。からだとファントムとの統合、ゆきかいが滑らかであるほど、治療者は歪みない機能を発揮できるのです。

なかでも、ここでもう一度お話ししておきたいのは、治療者としてのセンサーは無意識の部分、つまり、からだTと無意識野に追いやられたファントム部分とが担当しているということです。

ですから細やかな感知のためには、ファントムTが、からだTの声を聞くことが必要なのです。また無意識野に追いやられている反対意見としてのファントム部分を随時、意識上に上らせることができるファントムの柔軟性が必要なのです。葛藤し、迷う能力が必要なのです。さらには、からだの声とファントムとの統合体である芸術の世界に親しむことが必要なのです。

なぜなら、治療者は患者の病について物語を作ることで、治療行為へスタートします。その物語を描く際に使われる材料は、ファントムPが語る情報、からだPについての所見や検査値、さらにファントムTが保持している医学文化などです。それらが因果図式で組み合わされて物語となります。そしてその物語のでき具合を判定するのは、からだPに溶け合っている、からだTの声なのです。もっともプロローグにおける子は、まだ医学知識が乏しいので、大した物語を作ることができなかったのです。

　言い換えると、悔いの少ない治療介入の手引きとなる物語とは、からだとファントムの統合体が生み出した一個の芸術なのです。芸術のセンスには普遍性、すなわち汎化性がありますから、一種類の芸術に親しむだけでもいいのですが、実際上は芸術分野のあれこれに親しむ習慣が有効です。治療者としての成長には、芸術分野へ親しむことが欠かせないのです。それはことに次章でお話しする治療的介入の質を決定的に左右します。

第七章　治療的介入という異物

この治療論では、病をいのちの歪みとしてとらえ、自然治癒力のみによって、そのひずみが修復されていくのを治療の理想形と位置づけています。ですから病と治癒は、からだPに属すのであり、それ以外のファントムPも、からだTも、ファントムTも理念上の異物です。

そしてこの治療論は、わたくしというファントムが、治療者というファントムTに向けてお話ししている、ファントムTのための物語なのです。ですからこの章では、ファントムTの視点から治療的介入についての助言をお話しすることにします。その要点を一言で言うと、治療的介入は理念としては異物である、という自覚を忘れない心構えです。

二重構造

治療は技術者であるファントムTの働きですが、前の章でお話ししましたように、そこには二重構造があります。自然治癒力をもついのちは、からだPですから、自然治癒力にかかわるファントムTの仕事は、からだPとかかわることです。それが治療の中核です。

他方、治療行為とは社会的活動ですから、ファントムTはファントムPに依頼されて、ファントムPとの契約で治療を行う建て前になっています。このことは治療者であるファントムTの仕事を、二重帳簿をつけながらの作業のような、やっかいなものにします。すなわちファントムPの意向を尊重しつつ、実は、からだPの治療を行うということになります。

そして二重構造を意識し続けることが、治療行動における大切なコツなのです。言い換えると、治療をめぐる混乱の多くは、この二重構造に注意を払わなかったことに原因があります。ことに建て前上の相手であるファントムPとのかかわりが重要であり、その重要性は近年、急速に増大しています。カルテ開示、インフォームド・コンセントなどはその例です。ですから本質としては副次的かかわりでありながら、現実には重要度が高くなっているファントムPへの治療的介入からお話を進めていくことにしましょう。

ファントムPへの治療的介入

①ファントムPは治療という社会的関係の契約者であり、治療の成否の評価者でもあります。その意向は尊重されなくてはなりません。この場合のファントムPはお客さまです。

②ファントムPは本質としての治療、からだPへの治療に際し、からだPについての、あるいは周辺についての情報をとりまとめ、知らせてくれ、また治療者のファントムTの指示・助言を行為化することで治療に協力する機能を受け持っています。

ファントムＰのこの機能が順調に進むには、ファントムＰとからだＰとの交流が滑らかであることが必要です。そうなって初めてファントムＰはよき情報提供者であり、医療行為のよき協力者となるのです。この場合の「よき」とは、ファントムＴにとって「よき」であり、からだＴにとっても「よき」であり、そしてなにより、からだＰにとって「よき」存在となるのです。

それゆえ治療者はファントムＰに、からだＰの声を聞くように仕向けることが必要です。これは重要な治療行為です。そのコツのひとつは問診に際し、心身双方に当てはまるコトバを使うことです。またイメージや感覚として描けるような答えを要求する問いを使うことです。「楽になりましたか？」、「気分はどう？」、「だるいのですね」などは前者であり、「締めつけるような痛みですか？」、「焼けるようですか？」、「どこからどこまでに響きますか？」などの身体感覚についての問いが後者です。巧みな問診により、検査結果を見なくても、診断が絞られていくものです。

問診がうまくいくと、ファントムＰとからだＰとの交流が滑らかになりますので、ファントムＰは、からだＰの声を聞き、それを表現するようになります。最良の流れが得られると、誘いとして用いられたファントムＴの問いの言葉は捨てられ、からだＰとファントムＰの創出した新鮮な表現が増えてきます。それはファントムＴの世界を豊かにします。そのこと自体、治療効果さえもちます。ファントムＰが、からだＰの修復作業を抱え・添う力を増したからです。

さらに、こうしたからだ感覚への問いを発することが、ファントムＰを治療協力者として育てる作用も大切です。種々の治療的助言も、ファントムＰとからだＰとの交流の育成という効果をもつように配慮しながら行うのがコツです。検査結果や、治療の進捗状況や、薬の副作用や作用などの情報を伝える際にも、ファントムPをからだPの変化に敏感にする効果を図る工夫が可能です。

特殊な方法としては、触診の所見を患者の手で確かめさせるやり方があります。たとえば腹部の張力や便塊などを触らせるやり方は、とても有効です。このとき患者の手は、ファントムPの道具として機能するのです。聴診器を手渡して、心雑音を聞かせたり、内視鏡の映像をリアルタイムで見せたり、いろいろの工夫が可能です。

患者が行っている健康法や、代替医療や、サプリメントについても、ファントムPのからだPへの働きかけであり、理解ですから、そうした自己治療模索活動を敵視することなく、ファントムTが積極的に参加することを介して、からだへの感覚の育成に役立てることができます。Oリングテストを学習させることも、からだへの感覚を育成する方策です。

これらは要するに、ファントムPとファントムTとの情報の共有です。ふたりでひとつの治療を行っているという雰囲気です。共同作業の基盤です。

③これまでお話ししてきたことは、曲がりなりにもファントムPが治療協力者たりうる状況です。ところが医療現場では、ファントムPを協力者となしえない場合が少なくありません。意識のない患者、知的水準が不十分な状態、広く「こころの病」と呼ばれる精神科疾患、幼児、新しい状況として脳死状態のドナーなどがそれです。そうしたファントムTが頼りにすることのできにくいファントムPについて、次に考えてみましょう。

頼りになりにくいファントムＰへの治療的かかわり

ファントムＴにとって、頼りになりにくいファントムＰの状態は脳死状態のドナーから意識のない患者を経て、知的水準が不十分な患者や乳幼児、こころの病の患者、そして、からだＰと交流の乏しいファントムＰの状態にある患者にまで、グラデーションでつらなっています。そうした患者たちについては①ファントムＰの代行者の採用、②仮想されるファントムＰの意向、③残存するファントムＰの健康な部分との共同関係などの方策があります。

①ファントムＰの代行者としては、家族や後見人などが、ファントムの作り出した法という文化で定められています。ただしドナーカードをもつ脳死者の場合は、ときとしてカードに記載されているドナーの遺志と家族の意向との間で調整の困難な事態が生じます。これは治療論にとっては副次的テーマです。ファントム間葛藤です。

②仮想されるファントムＰの意向に沿う場合があります。その場合、おおむね、いのちは存続を望むはずだという仮想が採用されます。その結果、植物状態とか脳死状態などの状態が生じ、①のテーマとなります。意思があるのに表出が不可能となる、筋萎縮性側索硬化症では、このテーマが最尖端のものとなります。その答えはとうてい、この治療論でカバーできません。「生者必滅」、「ＱＯＬ（生活の質あるいは人生の質）」などについて常々、考えをめぐらしておくことが少しばかり役立つかもしれません。その方向は科学・哲学の方向と宗教の方向とです。両方向をともに採用

すると、豊かな迷いとなります。これについては第五章でお話ししました。

③残存するファントムPの健康部分、との協調には、乳幼児、知的水準の低い人、こころの病などの場合があたります。こうした人々への治療的介入の際に最も邪魔になるのは、医療者が学んできた診断や所見把握の技術が、もっぱら欠損や歪みを察知する技術、言い換えると「あら探しの技術」である点です。治療的介入では、健全な部分を察知する技術、言い換えると「可能性や希望の光探しの技術」が必要で、これは、からだへの治療でも同じなのですが、ファントムPへの治療介入では特に重要なのです。

乳幼児や知的水準の低い患者（精神発達遅滞・認知症など）が、健全なファントムP、それもからだPと交流できているファントムPの活動をしているときは、自然治癒力による修復活動がうまく進んでいるときに見られる、いのちのオーラと同じ味わいの健康さが見て取れます。というより、からだTによって感知されます。ファントムPの表出が一見奇妙であってもそれにまどわされず、奇妙さの中に「可能性」を探す努力と工夫が必要です。治療技術者としての向上のチャンスです。

この感知がことに重要となるのは、広くこころの病と言われている領域です。こころの病が示すファントムPには、からだP（脳）の病すなわちいのちのひずみと、その修復活動の表現形としてのファントムPの歪みと、ファントムPだけの「迷い」という現象とが混在しています。からだPの病の表現形の部分は、次章のからだへの治療介入による自然治癒力への援助に属します。

他方、ファントムPだけの「迷い」は、「悟り」を目指すファントム本来の活動ですから、この迷い活動に寄り添い、語り合いながら、ともに歩く気分が大切です。狭義の心理療法の本質分野は、この活動です。そして悟りという、つじつま性が得られると、それは、からだPの自然治癒力にも好影響を与えるのです。

しかし、迷い活動はファントム活動であり、その基盤は脳の機能ですから、迷い活動はただでさえ疲れて、まとまらなくなっている脳に負担をかける結果にもなります。そうなると、健康な迷い活動を薬物や環境調整を用いて一時期、棚上げしたり、休息させたり、インスタント宗教みたいな信ずる姿勢で休息させる（仮のつじつま性を使う）こともあります。これは心理療法の技術の一分野です。短期間だけ用いる方便です。退行操作です。必要がなくなったら除去されるべき、一過性の緊急処置の類です。このことが失念されて、現在の薬漬け医療や、心理療法漬け、すなわち、擬似宗教風心理療法嗜癖が生まれているのです。

以上を要するに、残存するファントムPとの協調とはファントムPの中から欠損や歪みを抽出するのではなく、一見、奇妙で不自然に見える表出の中から協調可能な部分を抽出し、育てる作業です。そして次章のからだへの働きかけ・介入は、ファントムPの協調可能な部分を増大させる効果ももっているのです。

第八章　からだPへの治療的介入

からだPへの治療的介入

自然治癒力を備えた、からだPへの、ファントムTの介入が治療の中核です。いのちへの介入です。ここで強調しておきたいのは、自然治癒力を備えている、いのちとは「いのち」と命名される前のありようであり、「いのち」と命名されたものは、ファントム界に映し出された物語、すなわち影だという点です。この治療論でお話ししていることはすべて、デジタルという文字で描き出された物語であり、実態は、命名以前のありようですから、いつも命名以前の実態に思いをはせながら、わたくしの話を聞き、考えるようにしてほしいのです。

さてファントムは治療的介入のために、さまざまの物語を作ります。作られた物語（治療のための診断）は、治療的介入と相性がよいように、「いのち」の「からだP」の実態から、つまみ喰い的に拾い上げて、つじつまを合わせ、因果論でこしらえた物語なのです。

このことを強調する必要があるのは、通常、流布している治療論という物語の中に、文化というファントムがまぎれ込んでいることが多いからです。文化から取り込んだ部分は、自然治癒力と協調する治療すなわち、からだPへの介入ではありませんから、治療のための物語から排除し、本来の位置、すなわち文化というファントムの位置、に置くことが治療行動を混乱させないために必要です。

「早く登校できるように」、「前向きの考えをもてるように」、「記録が伸びるように」などは、ファントム文化からの治療目標であり、それに添う物語は、からだPの自然治癒力に添う、治療介入の物語ではありません。むしろ、しばしば自然治癒力のプロセスを妨げる反治療的物語を作ります。「医学の進歩のために」、「アラブの大義のために」、「もう一度、社会復帰するぞ」などは、信ずる方向をとることで、からだPを支える宗教の一種であり、短期間だけ用いると有効であるが、長期に渡って維持されると「○○漬け」を生み出すシンプル化された物語、つまり退行操作です。緊急処置用の物語です。

治療のための物語は短くて単純なものから、長くて複雑なものまで、グラデーションで並んでいます。そして単純なものほど緊急処置用であり、複雑なものほど、自然治癒力の領域への意図的介入用です。

なぜなら自然治癒力は、いのちの主要部分であり、いのちの実態はとてもとても物語に描ききれるはずのない複雑なシステム系であり、そこへ介入する治療行為は、複雑でなければない分だけ、乱暴粗雑となるからです。

緊急処置から複雑な物語へ

「いのちは酸素がないと生きられない」という単純な物語があります。これはおおよそ、いのちの実態と合っていますので、医療において採用されています。ちなみに、この単純な物語の例外について考えてみると、物語を作る能力が向上します。酸素の有害性に目を向けるのはその一例です。

さて、この物語が緊急治療から複雑な物語まで、どのように発展していくかを思い描いてみましょう。これは典型例であり、同じような発展が、医学のいろいろな物語について見られるのです。

さて、倒れている人を見たら、まず緊急例を疑います。声かけをして、意識があるかどうかを見ます。返事があり、意識があると分かると、ファントムPの協力を得ることができるのですから、とりあえず緊急例からはずれます。

意識がないなら、息があるかどうかを確かめます。「いのちは酸素がないと生きられない」からです。息をしていないなら、喉に何か詰まっていないか、ヒモが首に巻きついていないかを見て、取り除きます。詰まっている物が何であるかや、首に巻きついているヒモの結び目などは、ファントム界の、別の分野での重要事項となりますが、とりあえずの、からだPの治療では無用です。後になって、複雑な物語を作る段階で再採用される資料です。

呼吸ができるようになれば、緊急処置は一段落です。肺まで酸素が来たからです。来てないなら、人工呼吸です。次に心臓がちゃんと動いているかどうかを見て、心臓マッサージや電気ショックをします。肺まで酸素が来ても、血流がそれを運んで、全身に行き渡らなければ仕方がないからです。

ここでいろいろな条件が加わってきて、物語は複雑になります。たとえば血液の総量が足りないとか、量があっても薄い、つまり赤血球が少ないとか、赤血球に一酸化炭素が結びついていて、機能が落ちているから、高圧酸素治療が必要とかです。

さらに複雑になると、毛細血管での血流が悪くなっている、東洋医学で瘀血と呼ぶ病態や、細胞のミトコンドリア活性が問題になるなど、「いのちは酸素なしでは生きられない」のテーマは細分化されて、自然治癒の領域まで入り込んでいきます。

ここで目を転じると、最も単純な救急処置である気道中異物を除去するという方法は、咳によって異物を排除するという自然治癒力の代行であることに気づきます。すなわち「自然治癒力」とは、ある範囲の定まった機能領域ではなく、いのちの営みをファントム界に映した影であることが分かります。そうした根源の認識を保っておくことが、治療現場での判断の瞬間に役立ちますし、次章でお話しする、研究のテーマ探しに際しても役立ちます。

治療手技の多くは自然治癒力の代行である、という視点をもつと、自然治癒力の重要な要素であるフィードバック機能が複雑に入り組んでいればいるほど、治療手技がそれを代行することは困難であり、いのちの内部調和を乱してしまうことが避けられないことが分かります。検査成績を治療するなど、もってのほかということになります。

また、高度医療である冠動脈置換がいまのところ、複雑なフィードバックを見出せないので、理念上は緊急処置と同じような単純な治療に属すること、しかしながら手術それ自体は生体に大きな侵襲を加えてしまい、自然治癒力に負担をかけるので、「手術に耐えられる状態か否か？」の判断が重要になることが分かります。

「手術は成功したが、患者は死んだ」という使い古されたビタージョークは、心理療法にも、いやむしろ心理療法の場で頻繁に見られる悲劇です。そのとき「死ぬ」のは「ＱＯＬ（人生の質）」や「たましい」と呼ばれる心身統合系です。いのちの別名です。

からだの自然治癒力に限らず、第四章の病む側からの治療努力のどの部分を代行しているかで、緊急治療から養生までの種々の方法をそれぞれ位置づけてみると、ファントムＴの計画作りに役立つ治療全体の鳥瞰図を描くことができます。それが個々のからだＰにおける「病」の物語となり、治療方針を導くのです。

それは「見立て」です。見立ては、治療法を組み込んで作られる物語ですから、治療法の発達や治療者の能力が、その治療法を駆使できるか否か、たとえば、ある薬の作用や副作用についてどれほど熟知しているかで変わってくるものであり、治療法を抜きにした診断分類とは異なるのです。

物語の作成のための資料収集

ファントムＰが伝えてくる症状、ファントムＴが把握する所見や経過、さらには数量化されたデジタル情報たる検査値などが、物語作成のための資料・データとなります。この資料収集に際して、資料が、症状や所見などのアナログ情報である場合は、その把握に、からだＴが参与する、正確には、からだTの反応が参加するように意識するのが、技術向上のコツなのです。そうすることで、資料収集の過程で、からだPとからだTとの間に原始生物に由来する交流ができ、それを介して、治療的影響も伝わるからです。その典型例は触診です。触診は交流なのです。アナログ情報のうち、最も重要なものは目前の患者の刻々と移りゆく変化、すなわちミクロの経過、流れの察知です。

くり返しお話しするように、治療は、自然治癒力を備えている、からだPに奉仕するものであり、それは、心理療法と命名されている分野についてもそうなのです。心理療法における資料収集も、からだPからのアナログ情報をからだTの反応がキャッチすること、を抜かしてはなりません。

そう考えると、データのデジタル化の努力は、からだPやからだTを除け者にする、純粋ファントム化への志向であり、治療の中核から遠ざかる動きでもあるのです。デジタル化された情報を物語に組み込む際になんとか、からだTの参加を工夫せねばなりません。

物語作成作業の骨格となるのは、からだについての基礎知識、すなわち基礎医学です。基礎医学の知識が確かでないファントムTは、良質のデータがたくさんあっても、粗雑な物語しか組めず、的はずれで、乱雑な治療手順しか組めないことになります。

そのように基礎医学は本来、治療に役立つように生まれた文化なのに、単にファントム界の専有物として教育されるので、退屈なものとなってしまいます。基礎医学の知識を、医学生のからだが反応するような工夫を入れて、教育する方法が望まれます。生の臓器をプラスティックフィルムに封入した教材を使うなどは、その工夫でしょう。

また、この治療論では、生身の体と無意識界とをからだに含めていますので、無意識界についての体験学習は、医学生の中に良質のファントムＴを育てる、必須の教育となりましょう。

心理療法家の把握する資料は、生体の情報は少なく、また行う治療介入も直接、自然治癒力の過程を代行することは少ないので、からだについての基礎医学の知識という枠組みは、自らのもつ介入技術に関連する程度に応じて、必要なだけです。

心理療法家の中に、種々の心理学理論をもって物語の骨格とする習慣に慣れてしまい、心理学理論を基礎医学の知識と同列に置く錯覚をしている人があります。心理学理論は、ファントムが描き出した文化産物ですから、からだＰを直接には映し出していません。心理学理論が多様にあることはその証拠です。からだについての基礎医学の知識は、多少の異見はあっても、あれほどの多様化をもちえません。心理学理論もファントムの特性として、対象の実体化、デジタル化、二次的音声化、行為化、つじつま性、暴走化を行いますが、それらはファントムの用いる手段です。手段を追求し、それを本質と取り違えると、本来のファントムとしての伸びやかさを失い、価値の薄いものとなります。

心理療法が医学に対して誇れる独自性は、ファントムの本質として健全な活動である「迷い」、「悟り」の活動に参与する点です。この参与に際しては、ファントムＴの伸びやかさが不可欠なのです。心理学理論を基礎医学理論と同じものと思い込むことで、ファントムＴは硬化してしまいます。心理学理論をめぐって、迷いと悟りを往き来している心理療法家のほうが、ファントムの柔かさを保っているのです。「まず己から」です。

それよりも、からだの反応をキャッチする感性のほうは必須のものです。からだの反応をキャッチする感性を育てるのには、いまのところ、フォーカシングという方法が最良のものですから、医学生にも、心理学生にも、看護学生にも、他の治療分野でも、フォーカシング体験を教育の必須課程に組み込むのが望ましいのです。

治療という介入

からだPへの治療とは自然治癒力の代行です。ファントムTは、さまざまの行為代理者を用いて、それを行います。自然治癒力は複雑系であり、ひとつの介入がいろいろな変化を引き起こします。そしてそれは、症状や所見の変化としてあらわれます。ですから治療介入によって引き起こされる症状や所見の刻々の変化に、ファントムTは注意を払わねばなりません。正確には、症状や所見の本態である、からだTの変化に注意を払い想像力を駆使せねばなりません。

それはフィードバック機構という自然治癒力の一部、を代行していることなのです。大きな侵襲は大きな変化を生みますし、なかには重大で取り返しのつかない結果となる場合もあるので、予測能力が必要で、その予測能力には、知識だけでなく、からだTの反応が重要な役割をします。

救急車で運ばれてきた人が吐いていて苦しそうなので、吐き気を止めたら、毒物を飲んでいた人だったので、殺してしまったなどは、知識の欠如もさることながら、からだTの反応を参加させていたら防げたかもしれない感性の欠如なのです。

また臨死状態の患者は、すべてのいのちの営みが低下しているので、通常、必要量とされる食事や点滴治療でも循環系に負担をかけて、呼吸困難を引き起こしたり、出血を引き起こしたり、褥瘡を起こさせたりして、臨終までを苦しい時間にしてしまいます。歪みの修復が順調である際のオーラ、の有無に注意を払うことが大切なのです。

さまざまな代替医療は侵襲が少ないから、有効性は少なくても、副作用も少なくて安全だと考える人がありますが、それは誤りです。代替医療は西洋医学の治療に比べて、その作用機序の解明が進んでいませんし、また、さまざまの機序が含まれて、ピンポイント化されていません。そもそも代替医療は、結果を見ながら、それをフィードバックすることのくり返し、つまり絶え間ない試行錯誤によって、経験的に工夫されてきた歴史をもっていますので、結果の判定において、からだPと十分な交流を確立しているファントムPの判定、つまり自覚的な気持ちよさと、患者の状態変化の中にオーラを感じ取る、からだTの感性が必須なのです。

オーラを感知する感性の育成は、五感トレーニングと芸術的世界に親しむことであり、それは所見や検査成績を統合して物語を作る際にも必須のトレーニングですが、いまひとつ、臨床現場でできるトレーニングがあります。それは、自分が行っている治療介入の目標としていた分野の症状や所見や検査成績、とはまったく別の、意外な部分の改善や悪化に目を配ることです。なかでも快食・快眠・快便の有無が最も普遍的です。脳の場合に限らず、好奇心の出現も着眼点です。患者の生活の全体に目を配ることは、芸術的トレーニングと同じ感性トレーニングです。その証拠に、それをやっている治療者は、次第に芸術の世界を好むようになります。

蛇足ながらこの物語で「芸術」というときは、種々の身体活動ごとに「武術」も含めています。さらに敷衍して「術」と呼ばれるものすべてをも含めているのです。「術」のゆきつくところは、皆芸術となるのです。「医術」もその一員です。

治療的介入という自然治癒力の代行は、見立てという物語上で単純なもの、たとえば喉の異物を取り除くというようなことから着手すべきですが、見立てという物語自体は可能な限り、複雑でなくてはならず、それが、技術の上手か下手かを決めるのです。手術のような細かな手作業においても、器用・不器用は技術の小部分であり、最重要なものではなく、見立てという物語を複雑に組み立てうる技量のほうが重要なのは当然です。

ファントムTは治療を行為代理者を用いて行います。それは三種です。最も分かりやすいのは薬・手術・温熱刺激・音楽などのファントムが生み出した文化です。

いまひとつはファントムPです。助言や指示などの形で、ファントムPにからだPへの働きかけを教唆するのは、ファントムPをファントムTの行為代理者にしているのです。したがって、いろいろな養生や節制についての助言を患者が守ってくれないのは、ファントムPとファントムTとの情報のやり取りが悪いからというよりも、ファントムPとからだPとの情報交流が不十分になっていると考えるほうがよいのです。からだPとの交流調和を図るように、ファントムPを教育していくことについては、第七章「二重構造」のところでお話ししました。

いまひとつ、ファントムＴはからだＴを行為代理者として、からだＰに働きかけます。代表的なものは手当てです。手当てによる治療は、その作用機序は不明のまま、古来、世界中で行われています。すでにお話ししましたように、触診を所見収集の手段だけでなく、交流つまり手当てという介入でもあると意識して行うと、所見もとりやすくなります。

それよりも、もっとチャンスが多いのに使われていないのは音声です。音声はファントムというより、からだＴです。そして、からだＴから、からだＰへの直接介入もしているのです。そのためには、からだＰからの音声に、からだＴの音声を同調させるのがよいのです。具体的には、声のトーンを合わせたり、患者の方言で、患者がよく使う単語などをこちらが用いるようにするといいのです。

方言はファントムＰであっても、からだＰと交流の確立しているチャンネル部分ですから、からだＰへの入り口でもあるのです。ファントムＰが二次的音声化を使って、からだＰへ情報を伝える際にも、このチャンネルは使われているからです。

治療者の体調（からだＴ）も、からだＰに伝わりますので、あらかじめファントムＴを介して、ファントムＰに情報を伝えておくと、無用な混乱を避けることができます。たとえば二日酔であることをあらかじめ伝えておくと、治療者の意欲が下がっているのは患者を嫌っているからではない、と伝えることになります。ファントムＰは情報を得て、それを二次的音声化を使って、からだＰに語りかけるからです。

通常、「治療者・患者関係」と呼ばれているものを、なんとか分かりやすくお話ししてみようとしたこれまでのお話は結構、ゴチャゴチャと入り組んだものになりました。しかし、実態としての治療者・患者関係は、もっともっと入り組んだものであり、とてもデジタル化できる水準ではないのです。フランクで風通しのよい人間関係とは、自覚的にはシンプルなありようですが、その内実は調和のとれた無限の複雑性なのです。ですから、治療者の技術向上の道は天井知らずなのです。

そうした技術向上の道とは別れて、つまり、からだPやからだTと決別して、ファントム界に限局し、ファントム界の充実に専念する営みが、医学研究の道です。

第九章　研　究

昔、「臨床やるんだったら、大学にいても仕様がないよ。病院に行ったらいい。大学は研究するところだ」と言われていました。また「医療は医学の応用分野である」とも言われます。これは医学研究を上位に置き、臨床を下位に置く考え方です。そしてそれは自然なことなのです。なぜなら、われわれは皆、ファントムであり、われわれにとって、ファントムが主人でありからだは使用人だからです。研究は、足が地を離れた純粋のファントム活動です。まずその点について、お話ししましょう。

足が地を離れること

ファントムは、からだの束縛から自由になることを重要な目的とします。デジタル化や数字・数式への偏愛は、ファントムの足が地を離れた活動ですから、ファントムにとって心地よいものです。ファントムの味わう恍惚です。当然、紙と鉛筆だけで仕事をして、全世界を単純な数式でまとめるアインシュタインがファントム界第一の巨人であり、数式から導き出される実験を行う実験物理学者や観測をもとに数式を導き出そうとする科学者は、その行う作業が地に足のついたものである分、アインシュタインよりも低次元の科学者という位置づけになります。公式には、低次元という扱いはされませんが、ファントム界の気分としては、具象の世界に接している程度が大きいほど低次元です。

科学の成果を産業に応用していく活動などは、具象の現実世界にドップリつかっているので、科学者とはとても呼べず、技術者と呼ばれます。つまりファントムの恍惚度が低いのです。言い換えると、抽象化されたデジタル界こそはファントムの純粋世界であり、数字がその代表なのです。

抽象化されたファントム界で数字を扱っているとき、ファントムは最高の恍惚感を得ます。ことに、その数式が森羅万象の基本部分を総括できると自覚したときに、恍惚は最高潮となります。

研究の世界は、因果論と要素還元論から成っています。因果論と数式と要素還元論になじまない不可知部分、を無視して取り扱わないか、やむなく取り扱うときにはブラックボックスと見なし、その内側や性状を考慮しないことが正しい活動となっています。

自在性を希求するファントムの活動のうち、疑う姿勢をとったものは「学」と呼ばれます。「学」は因果論と数式と要素還元論と抽象化を希求しますので、つまるところ数学と哲学とが二大勢力となり、しかも両者は次第に近接してきます。そしてファントムの自在性希求に由来する疑う姿勢を基盤としますので、止まることのない改変の歴史を作ります。最終結論を得て、そこにとどまる固着は、ファントムの死と同一視されるからです。

いまひとつ、「信ずる」の方向への発展は宗教を生みました。宗教は「学」が無視した分野を取り扱います。取り扱いやすい分野だけを取り扱うという「学」の自己限定は、自在性を希求するファントムにとって不快なありようだからです。

実はこのジレンマに陥る運命にあるのが哲学です。哲学はファントムの活動自体を「学」にしようとしますので、やむなくファントムの母屋たる、いのちという不可知部分を取り扱わざるをえません。哲学の中に出没する種々の「前提」は、信ずるの方向へ入らざるをえないが、あからさまに入るわけにいかない、という哲学のもつ悩ましい性質をあらわしています。

さて、信ずるの方向を選んだ宗教の活動は、「学」が無視した分野を取り扱うことになりますが、それはつまり、いのちについて考えることになります。いのちこそは、「学」が無視せざるをえない不可知部分であるからです。

宗教もファントムの特質として、足が地を離れる方向を希求しますから、抽象化と因果論を用いますが、いのちを取り扱うので、数式と要素還元論を用いることができません。代わりに創造主・絶対者など「神」と呼ばれる意思をもつ超存在を仮定します。

そうすることでファントムは、森羅万象を説明するという、つじつま性を満足させますが、すでに第三章でもお話ししましたように、これはファントムの自在性を損ないますし、絶対者が具象化されると、地に足がついた気分が生じて、ファントムの恍惚を損ないます。宗教の歴史は、信ずる動きが生み出す具象化・偶像化を打破して、抽象化へと戻そうとする闘いの歴史です。宗教もまた悩ましい活動なのです。

生命科学

悩ましさの極致にあるのは、医学を含めた生命科学です。生命科学も「学」ですから、抽象化と因果論と数式と要素還元論を用いて、ファントムの恍惚を追い求めます。しかしそれが不可能な「いのち」なるものを対象とします。といって、意思をもつ絶対者を登場させたのでは宗教になってしまいます。そこで苦しまぎれに採用するのが、いのちは何か特別なのだという生気論と合目的性です。

要素還元論は、時間経過を取り込んだ自然な因果論ですが、合目的性は、未来を因とする逆立ちした因果論です。実はこれは、絶対者の意思という仮設の科学風リフォーム版です。つまり生気論と合目的性は、「神」の言い換えなのです。そのことを無意識が気づいているので、生命科学ではなかなかファントムの恍惚が得られないのです。

無論、生命科学もファントムの好む「学」の方向、数式と要素還元論をたくさん導入したいのです。生命科学の一部門である医学論文の世界は、その切ない努力にあふれています。あるものは純粋科学を装うがゆえに怪しげなものとなり、あるものは純粋な追求の結果、生命科学ではない「学」になっています。

本来の「学」の成果、つまり抽象化と因果論と数式と要素還元論とで作られる結論は「理論」です。宗教臭を排した理解です。生気論や合目的性という、宗教からの借り物を採用して生まれる結論は、宗教の結論である「物語」の特性をもちます。生命科学や心理学などで理論と見なされているもののうち、生気論や合目的性が導入されているものは、その量や導入の深さに応じて、理論よりも物語の特性をもちます。

この本でお話ししているのは、大幅に生気論と合目的性を取り入れており、宗教臭の強いものです。論ですらない物語すなわち童話なのです。

研究の未来

医学研究は、医療から生まれました。そしてファントム恍惚の極致を目指します。それは進化を模した進歩の結果ですから、自然な流れです。母屋たる医療を支配していくのも、からだとファントムとの関係のフラクタル構造です。第一章を思い返してみてください。

医学は医療に対し、行為化、デジタル化、二次音声化、つじつま性、暴走性を用いての支配を始めました。それが母屋を破壊したときに、ファントムである研究も消滅します。その流れは止められないでしょう。サーベルタイガーの牙も、恐竜の巨体も、止まることなく進化しました。ファントムの進歩も止めることは不可能です。

純粋研究の成果が原爆を作りました。可能なことは、いつかは実現されます。後手後手に回る倫理規制をかいくぐって、ファントムは自在性を伸ばしていきます。原爆はすでに爆発しました。地球は隅から隅まで開発されつくすでしょう。クローン人間は作られるでしょう。遺伝子操作も暴走するでしょう。生命を創り出したいという欲望は、研究を推し進めるでしょう。

せめてファントムが医療の声を聞くことで、起死回生が可能かもしれません。種々の新しい医療論の展開という形でその芽生えがありますが、それとて、ささやかな束の間の制御に終わりましょう。種の滅亡に終わる進化の歴史から、ヒト種だけが例外であるはずはないのです。

「いのち短し、恋せよ乙女、朱き唇褪せぬ間に、熱き血潮の冷えぬ間に、明日の月日のないものを」。小雪の舞う中で、ブランコに腰かけ、呟くように歌う志村喬の声が聞こえます。黒澤明の名作『生きる』の渡辺勘治課長は、死期の間近を悟って、子どもたちに緑の公園を残しました。ヒト種は自らの滅亡の間近いことを知り、他の生物のために緑の地球を残そうとすべきでしょう。そうすることで、己の姿に似せて神を作ったヒトは、自らの創った神のありように少しばかり近づくことになりましょう。生命の創造より最後の審判をとりしきることこそが、神にふさわしい機能です。

これは荒唐無稽な妄想であるかもしれません。ただ、この空想を頭の片隅に留めておいてくださると、日々の医療における決定が、そして研究活動におけるテーマの選択が、いくぶんか、やさしさと滋味の加わったものになりましょう。

この童話にこめた願いは、ただそれだけなのです。

あとがき

幼い日に根をおろしたペシミズムが、ようやく言葉で記述できるほどのまとまりを得た。思い返すに、わたくしは少し丁寧に考えを進める際には、必ずこのペシミズムの雰囲気を基盤にして、発想してきた。自然にそうなってしまう。したがって本書は、コツ三部作を貫く団子の串である。本書読了後、もしお暇の折にコツ三部作を眺めてくださると、通底するペシミズムをそこここに見出して、理解を深めてもらえるだろう。

わたくしの話に触発されて、皆さまのファントムとからだに連想が起こるなら、それは付句であり、付句が生まれることでこの童話は発句となる。そして連句（対話）の座が出現する。そうなってほしいと思う。

すべての発句は辞世の心積もりで作っているから、ことさらの辞世の句などはないと芭蕉は言ったらしいが、彼とて、時おりは自作を前にして、これこそ辞世の句と、ひそかに思ったことがあったのではないか。

本書をまとめるにあたり、永年の主治医である丸山征郎先生から論構築の力を頂戴した。またスーパーバイジーの嘉嶋領子さんとの対話に啓発されるところがたびたびあった。清書や校正や出版社との連絡などでも助けてもらった。おふたりに感謝します。

いつもながら布施谷友美さんにいろいろな注文を聞き入れてもらい、満足できる本になりました。ありがとう。

平成十八年二月五日

神田橋　條治

追補（平成二十年）　初版をお読みくださった臺弘先生から二点のご指摘を頂戴しました。①生活概念が出てこないのが残念である、②「ファントム」との用語をなんとか日本語にしてほしい。

「生活」の実態は二種の混合物であると考えます。一つはファントムがからだを使役している様態であり、いま一つはファントムとからだとが融合し行き交う芸術の様態です。芸術の割合が大きい生活ないしは人生を送りたいものです。その方向への工夫と模索が生活療法の本質であると考えます。言い換えると、狭義の芸術療法と生活療法とはフラクタルの関係にあると考えています。

「ファントム」の用語をなんとかしたいのは、わたくしの願いでもあります。臺先生は「ひびき」「かたち」「心響」「心影」「形相」「影響」「形響」などの候補を提案してくださいました。その後いろいろ考えて、今の時点での気持ちとしては「化相」「化象」あたりかなと思っています。後者は「化粧」に通じるので気に入っています。化粧は典型的なファントムであり、はじめはからだの束縛からの離脱をはかりますが、次第に、からだ界の使役へ乗り出します。そしてついには、美容整形などと称してからだを侵蝕します。ファントム支配力の極致です。化粧をファントムのフラクタルであると思いながら読んでくださると、やや入り組んだ本文の論旨を理解してもらいやすくなるかもしれません。

著者略歴

神田橋　條治（かんだばし　じょうじ）

1937年　鹿児島県加治木町に生まれる
1961年　九州大学医学部卒業
1971～72年　モーズレー病院ならびにタビストックに留学
1962～84年　九州大学医学部精神神経科，　精神分析療法専攻
現　在　鹿児島市　伊敷病院
著　書　精神科診断面接のコツ，精神療法面接のコツ，精神科養生のコツ
発想の航跡，発想の航跡 2
「現場からの治療論」という物語（いずれも岩崎学術出版社）
治療のこころ 1 ～13
対話精神療法の初心者への手引き
臨床能力を育てる（いずれも花クリニック神田橋研究会）
精神科における養生と薬物（共著）（診療新社）
不確かさの中を（共著）
スクールカウンセリング モデル100例（共著）（いずれも創元社）
精神科薬物治療を語ろう（共著）（日本評論社）
訳　書　H. スポトニッツ＝精神分裂病の精神分析（共訳）
C. ライクロフト＝想像と現実（共訳）
A. クリス＝自由連想（共訳）
M. I. リトル＝精神病水準の不安と庇護
M. I. リトル＝原初なる一を求めて（共訳）（いずれも岩崎学術出版社）
M. M. ギル＝転移分析（共訳）（金剛出版）

「現場からの治療論」という物語　　2006©

発　行　第 1 刷　2006年 3 月27日
　　　　第 3 刷　2015年 9 月16日
著　者　神田橋條治
発行者　村上　　学
印　刷　新協印刷㈱
製　本　㈱若林製本
発行所　岩崎学術出版社　東京都文京区水道1-9-2
　　　　　　　　　　　　電話03(5805)6623

検印省略

日本音楽著作権協会（出）許諾第0602580-601号

ISBN978-4-7533-0601-5　乱丁・落丁本はおとりかえします。

追補　精神科診断面接のコツ

神田橋條治著　面接技術の錬磨にかけた著者二十余年の自伝的な流れをひとつの軸に、創造と検証を重ねて練りあげられた体系が、深く明晰な臨床の思惟に貫かれて展開される。初版以来十年の時間に育まれた追補を付し改版。他分野にも広く好評の書。　四六判上製

精神療法面接のコツ

神田橋條治著　ひとりの精神医学者として「この道をわが道と思い定め」、精神療法の臨床で創造と検証を重ねてきた著者が、渾身の息を整えて書き下した。名著「診断面接のコツ」に続き「関わる」「伝える」技を核に展開する精神療法の真髄。　四六判上製

改訂　精神科養生のコツ

神田橋條治著　「日常臨床の現場は野戦病院である」と、著者は語る。第一作「診断面接のコツ」より十有余年、領域を排し、狭い専門を排し、現実の世に現実をかかえて生きる患者への還元を念じて書かれた「コツ三部作」の完結編。　四六判上製

発想の航跡

神田橋條治著作集　わが国精神医学界に強い学問的衝撃をもたらした「自閉の利用」をはじめ、〈幻〉の名論文を載録した待望の著作集。四半世紀にわたる精神科臨床のエッセンスを著者が自選し、年代順に収録。その〈航跡〉を鮮烈にする。　Ａ５判上製

発想の航跡２

神田橋條治著作集　前書の後「療法面接」、「養生」そして「診断面接」の追補と〈コツ三部作〉が私たちにもたらされた。「発想はほどなく消えてもとの海が「航跡」の含意」として、著者が臨床の現場で想いためてきた「受け継いでゆく連鎖」続編。　Ａ５判上製